糖尿病：名家妙方 + 饮食

袁建业
王桂茂 主编

化学工业出版社

·北京·

图书在版编目（CIP）数据

糖尿病：名家妙方＋饮食／袁建业，王桂茂主编 .-
北京：化学工业出版社，2016.10
　ISBN　978-7-122-27349-9

　I.①糖… II.①袁… ②王… III.①糖尿病 - 秘方
- 汇编②糖尿病 - 食物疗法 - 食谱 IV.① R289.5
② R247.1 ③ TS972.161

　中国版本图书馆 CIP 数据核字（2016）第 133169 号

责任编辑：赵玉欣 王新辉　　　装帧设计：史利平
责任校对：陈 静

出版发行：化学工业出版社（北京市东城区青年湖南街 13 号　邮政编码 100011）
印　装：北京瑞禾彩色印刷有限公司
710mm×1000mm 1/16 印张 13 字数 150 千字 2016 年 10 月北京第 1 版第 1 次印刷

购书咨询：010-64518888（传真：010-64519686）
售后服务：010-64518899
网　址：http : //www.cip.com.cn
凡购买本书，如有缺损质量问题，本社销售中心负责调换。

定　　价：32.80 元

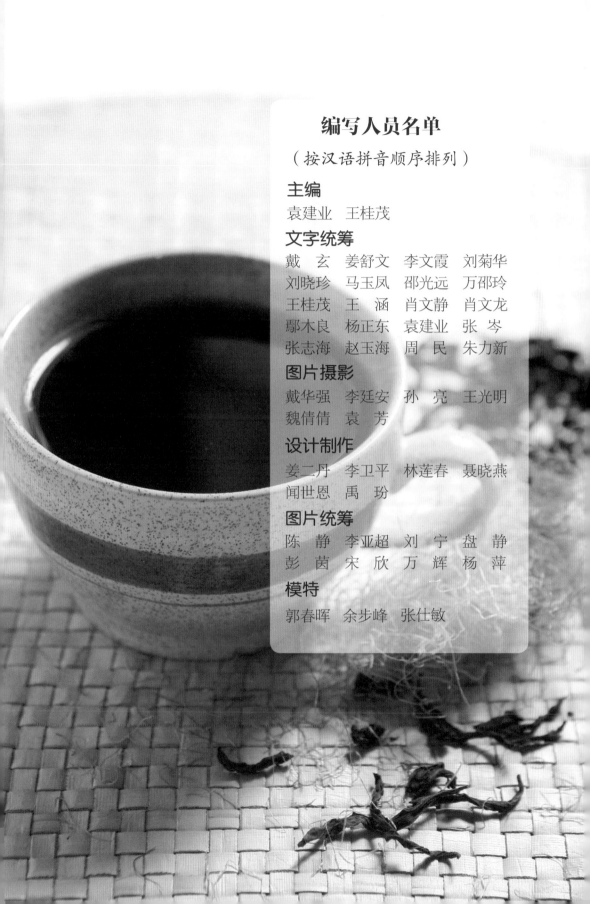

编写人员名单

（按汉语拼音顺序排列）

主编

袁建业　王桂茂

文字统筹

戴　玄　姜舒文　李文霞　刘菊华
刘晓珍　马玉凤　邵光远　万邵玲
王桂茂　王　涵　肖文静　肖文龙
鄢木良　杨正东　袁建业　张　岑
张志海　赵玉海　周　民　朱力新

图片摄影

戴华强　李廷安　孙　亮　王光明
魏倩倩　袁　芳

设计制作

姜二丹　李卫平　林莲春　聂晓燕
闻世恩　禹　玢

图片统筹

陈　静　李亚超　刘　宁　盘　静
彭　茵　宋　欣　万　辉　杨　萍

模特

郭春晖　余步峰　张仕敏

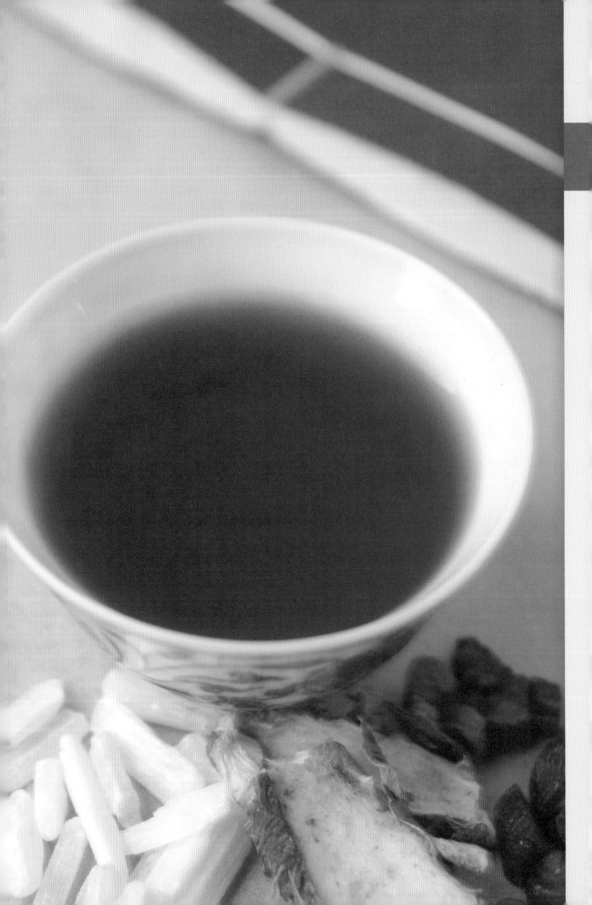

前言

　　糖尿病是威胁中老年人常见的慢性病之一。目前，医学上还没有彻底治愈糖尿病的有效方法，除了药物以外，家庭调养也十分重要，也就是平常说的"三分治，七分养"，中医降糖讲究标本兼治，在控制、治疗糖尿病方面有不可替代的作用。

　　糖尿病中医称之为消渴，又可分为"上消""中消"和"下消"，从中医辨证的角度来看，涵盖了全身的方方面面。所以中医辨证治疗糖尿病是根据每个人的不同情况，除了生津止渴以外，还需要对证下药。比如，脾肾阳虚型，治疗的基本原则是健脾养胃、温补肾阳；阴虚火旺型，需要滋阴生津、消热祛火；气阴两虚型，需要滋阴补气；阴阳两虚型，则需要滋阴补阳，调节阴阳平衡。

　　从古至今，很多名医都对辨证降糖和治疗糖尿病并发症有深入的研究，而且流传下来很多经典的药方，本书汇总古今经典药方，根据现代人的具体情况，加以解读，帮助读者吸取名方精华，为读者提供安全有效的家庭食疗调养方案。

主编

　　书中的经典方均忠于原方，如需使用，请先咨询专业医生。本书所提供的食疗方，安全、有效，读者可以放心使用。

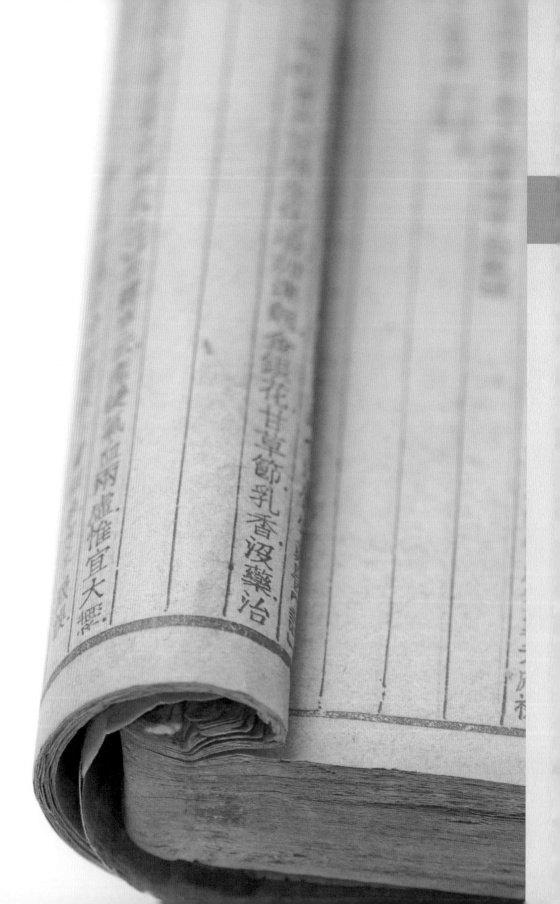

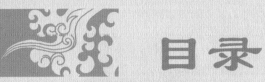

目录

第一章 中医降糖标本兼治

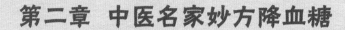

第二章 中医名家妙方降血糖

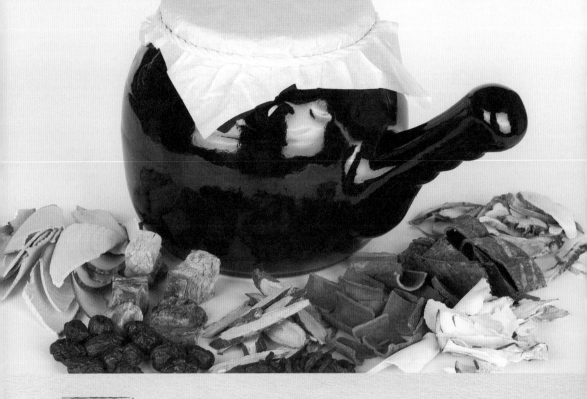

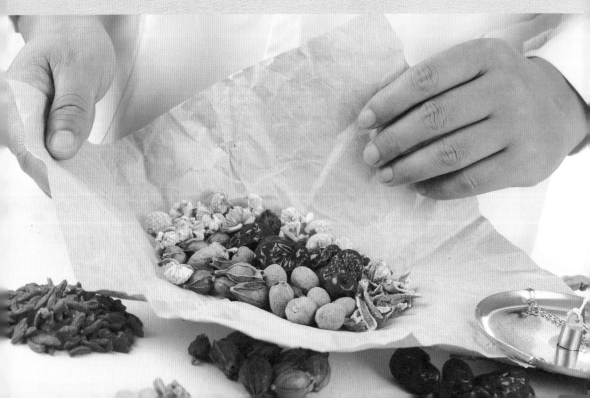

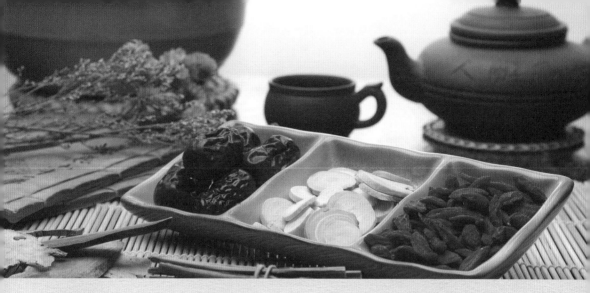

第三章 妙方预防治疗糖尿病并发症

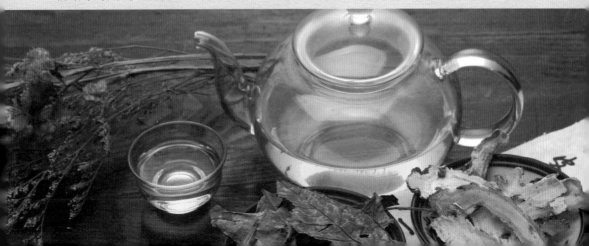

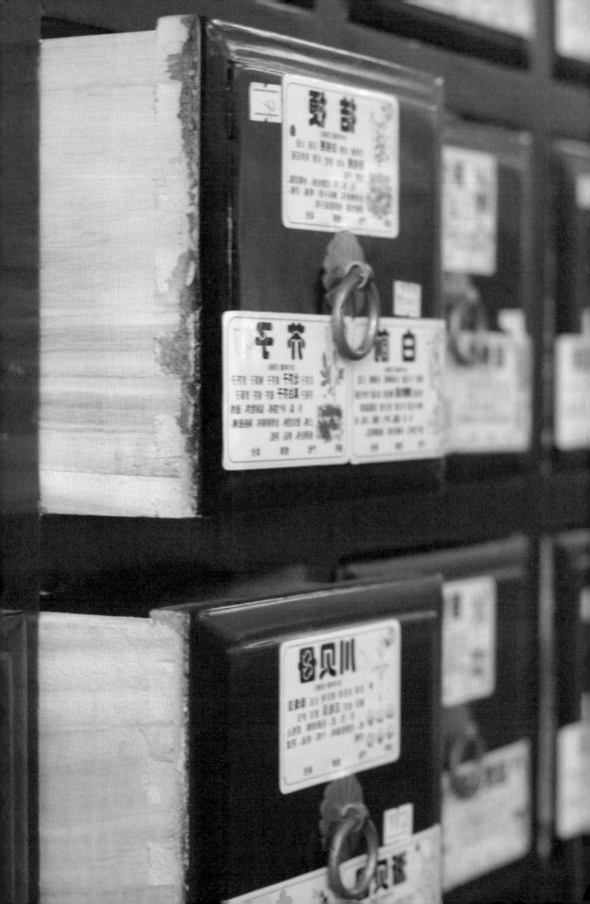

第一章

中医降糖标本兼治

普通的降糖药只是达到了短期降糖的作用，中医更注重的是内在的调理，是针对糖尿病患者不同程度的口渴多饮、小便频数以及其他并发症，对五脏六腑进行调养，既达到降糖止渴的效果，也可固本培元，从根本上对身体进行调养。

糖尿病中医分型和自我检测

脾肾阳虚型糖尿病

　　脾肾阳虚的是一种病证名，多由感受寒邪较重，或久病耗气损伤脾肾之阳气，或久泻不止，损伤脾肾之阳，或其他脏腑亏虚，累及脾肾两脏等引起。此种类型的糖尿病多见于50岁以上中老年患者，这类人群"三多"（多饮、多食、多尿）症状不明显，以脾肾阳虚、阴寒内盛为特征，治疗以补益肾阳、温暖脾阳为主，可进行自我检测。

自我检测

　　1. 阳虚寒盛，气机凝滞，而症见面色㿠白、畏寒肢冷、腰膝酸软、腹中冷痛。

　　2. 水谷失运而见腹胀、久泻久痢，甚或五更泄泻，下利清谷。

　　3. 水湿泛滥，小便频数，量多或清长，或失禁，或如脂膏，或夜尿频，大便溏薄，或五更泄泻。

　　4. 神疲乏力，气短，腰膝酸软无力，耳鸣耳聋。

　　5. 滑精或阳痿。

　　6. 自汗。

　　7. 舌苔白润，舌质淡胖或淡红，关、尺部脉沉细弱。

气阴两虚型糖尿病

　　气阴两虚，又称气阴两伤，是气虚和阴虚同时并见的病理变化。常见于热性病过程中，热在气分，汗出不彻，久而伤及气阴；或热盛耗伤津液，气随液脱；或温热病后期及内伤杂病，真阴亏损，元气大伤。也可见于某些慢性代谢性、消耗性疾病，如糖尿病、结核病、肿瘤等疾病。症见口渴、气短等。

　　气阴两虚是糖尿病的基本证型，"三多"症状明显，主要病因是脾虚失运，胃失濡养，治疗以健脾益气、养阴和胃为主。

自我检测

　　1. 胃脘痞满，食后尤甚，食欲不振。

　　2. 目涩无泪，面色苍白，唇红咽干。

　　3. 心烦不舒，心慌气短，头晕耳鸣，或有恶心呕吐，神疲乏力，头晕肢乏，手足心热。

　　4. 失眠多梦或心悸健忘，自汗盗汗，五心烦热，或骨蒸潮热。

　　5. 小便淡黄，大便干燥。

　　6. 舌苔薄白或少苔，舌质红少津，脉沉细或细数。

阴阳两虚型糖尿病

阴阳两虚意思是既有阴虚又有阳虚，这类型的糖尿病多见于疾病后期。"三多"症状迁延日久，初发病为肺阴亏损，继之肺脾同病，气阴两伤，后期肺、脾、肾三脏交亏，阴损及阳，而致阴阳俱虚，并见心、肝功能损害的严重证候。因此要及早治疗，防止病情恶化。进补宜采用阴阳并补、养阴温阳和滋阴壮阳等方法，可进行自我检测。

自我检测

1. 形寒肢冷，既怕冷又怕热，冬天特别怕冷，夏天又特别怕热。

2. 少气无力，消瘦面黄，声音喑哑，潮热盗汗，骨蒸劳热。

3. 心悸气短，寡言少欲，纳呆，自汗，滑精，闭经，苔黄燥，脉微细或虚大无力。

4. 面色㿠白或黧黑、水肿，皮肤、毛发干枯无华，头晕乏力，耳鸣耳聋，腰酸腿软。

5. 夜尿频数，大便稀溏，便急，多伴有并发症，或有酮中毒现象。

6. 舌苔薄白，舌质淡胖，痰白沫状或有血痰，脉沉细无力。

阴虚火旺型糖尿病

阴虚火旺是指阴阳失调，阴虚则阳亢并生热化（成）火，除有阴虚内热现象外，尚有面红、目赤、咽干、喉痛、出血、心烦、苔少、舌质红瘦、脉细数等症。阴虚则不能制阳，致使阳相对亢盛发展而成阴虚火旺证。此类型的糖尿病多见于病久迁延不愈，或阴精如精液、有形津液等亏损，而致虚火亢盛的病理变化，治疗以养阴清热为主。

自我检测

1. 咽干口燥，口苦，口渴多饮。

2. 心烦易怒。

3. 夜寐多梦，心悸，头痛，面红，目干涩痛，口苦，大便干结，脉弦（肝火）。

4. 干咳少痰，痰中带血（肺火），或骨蒸潮热，颧红，男子遗精，甚则阳强易举，女子精神不振、乏力，时而畏寒、时而汗出，白带稀薄绵绵不断。

5. 牙龈肿痛，牙宣口臭，或口舌生疮，消谷善饥，脘痛如灼，伴五心烦热。

6. 形体消瘦，尿频量多，或尿赤，大便干燥或秘结。

7. 舌苔薄白或无苔、花剥，或薄黄，舌质干少津，脉细小数或滑数。

具有降糖作用的中药

中医调理糖尿病的中药种类十分广泛，以下几种是常见的有较明显降糖功效的中药。

黄芪

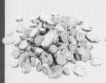

黄芪是一种常见的补气药，适合各种气虚体弱的患者。现代科学研究证明，黄芪具有加强心肌收缩力、舒张冠状血管、降低血压、保护肝细胞、降低血糖的作用。临床常用黄芪配合滋阴药（如生地黄、玄参、麦冬等）治疗糖尿病。黄芪还可用于预防和治疗糖尿病并发高血压或糖尿病并发心脑血管疾病。

地骨皮

地骨皮又名枸杞子根，是一种常用的清热中药材，适合各种热证引起的消渴，在中医治疗糖尿病时得到广泛应用。现代科学研究证明，地骨皮具有明显的降血压及降血糖作用。

葛根

葛根具有解肌退热、生津止渴的功效，适合各种类型的糖尿病患者，还可以日常做粥、做汤辅助降糖。现代科学研究证明，从葛根中提取的黄酮能增加脑及冠状血管流量，降低血管阻力，具有降血压作用。葛根素可使血糖明显下降，且降糖作用持久。

黄连

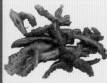

黄连具有清热燥湿、祛火解毒的功效，可用于火旺型糖尿病，体质虚弱者应减量使用。现代科学研究证明，黄连提取物黄连素可使血糖明显降低。

人参

　　人参大补元气，同时还有生津的效果，是气虚糖尿病患者进补的佳品，各型糖尿病患者也可对症使用。现代科学研究证明，人参可直接降低血糖。

生地黄

　　生地黄具有清热、凉血、生津的作用，适合各种火旺伤津型糖尿病患者。现代科学研究证明，其提取物地黄素具有较明显的降糖作用。

熟地黄

　　熟地黄具有滋阴补血的功效，适合阴阳两虚、气阴两虚型糖尿病患者，其中也含有降糖作用明显的地黄素。

玄参

　　玄参具有清热凉血、滋阴降火、解毒散结的功效，是中医治疗消渴的常用药，还能预防和缓解糖尿病并发的各种皮肤问题。现代科学研究证明，玄参提取物具有降血压、降血糖的功效。

枸杞子

　　枸杞子具有养肝、滋肾、润肺等功效，对机体的调理是全方位的，是糖尿病患者上好的日常保健食品。现代科学研究证明，枸杞子具有降低血糖、降低血压及抗脂肪肝作用。

麦冬

　　麦冬具有润肺养胃、泄热生津的功效，因其生津效果明显，药性温和，是很多降糖药方的辅助药物，同时还可以和食物一起加工，做成糖尿病患者日常调理的保健食材。

糖尿病患者饮食调养

糖尿病患者在家庭养护过程中，饮食调养是必不可少的，本书除了经典药方以外，也提供了很多降糖菜谱。有一种说法：80%以上的糖尿病患者，只要学会了怎么吃，他的生活就跟没患糖尿病的人一样。糖尿病患者饮食要注意以下几个方面。

1. 不要嫌麻烦

对每位糖尿病患者医生都会给一个食物交换份如何使用的说明书，让你按照上面说的交换份法则来管理饮食。很多人一听说升糖指数、总热量、交换份等概念就头大，心想我一个普通人怎么可能算得那么清楚。其实这个掌握起来很简单，不要怕麻烦，习惯就好，这能给你带来巨大的健康价值。

2. 不要走极端

很多糖尿病患者视糖如猛虎，一点都不沾，而且肉也一点都不沾，天天青菜、豆子，这样下去，营养摄取不均衡，对健康的危害反而更大。

3. 控制好总热量

糖尿病饮食管理的基础不是限糖，而是限制总热量。其实我们天天习惯吃的东西也就那几种，三餐安排好，小心高热量零食，就能把总热量控制好。本书提供的每一个菜谱都标明了热量，让你方便安排。

4. 多吃点粗粮

糖尿病患者应适当增加粗粮，普通人粗细粮搭配的比例为1:3，而糖尿病患者的粗细粮搭配最好能达到1:1。

5. 荤食多瘦少肥，多鱼少肉

因为单位脂肪的热量是糖的2.25倍，所以脂肪的摄取对控制总热量不利，糖尿病患者要尽可能少吃脂肪含量高的食物。吃肉的时候要多瘦少肥，多鱼少肉，因为鱼类的营养价值很高，有利于预防糖尿病并发心脑血管疾病。

6. 多吃豆类

各种豆类不但含有丰富的蛋白质，还含有膳食纤维。糖尿病患者蛋白质供应要充足，植物蛋白主要从各种豆类中获取。

7. 多吃膳食纤维丰富的食物

膳食纤维本身没什么营养，但是可以减缓肠道对食物尤其是糖的吸收速度，从而降低餐后血糖上升的速度，同时还可产生饱腹感，有助于控制饮食。绿叶蔬菜、粗粮、某些水果中都含有丰富的膳食纤维。

8. 少吃盐和味精

盐的成分是氯化钠，其中的钠原子是血压升高的重要因素，长期食用过多的盐，会导致高血压以及动脉硬化、冠心病，损伤肾脏功能等。正常人每天盐的摄入量不超过6克，糖尿病患者也应如此，甚至更少。同时多吃一些富含钾、锌、铬、钙等元素的食物，以维持体内电解质平衡。需要注意的是，味精和鸡精的主要成分是谷氨酸钠，过多食用同样会引起高血压等疾病。

9. 控制体重

大多数糖尿病并发症与体重控制不当有关，所以糖尿病患者一定要把体重调节到合理的范围内。

10. 蔬菜多吃，水果适量吃

蔬菜热量低，维生素和膳食纤维含量丰富，所以糖尿病患者的菜谱应该以绿叶蔬菜为主，食用土豆等淀粉含量高的蔬菜要注意总热量的控制。水果同样含有丰富的营养，但是水果大多含较丰富的糖，而且是升糖指数较高的葡萄糖和果糖。所以糖尿病患者每天要控制水果的量，一些含糖相对较低的水果是最好的选择。

11. 选择健康的烹调方式

尽量少吃油炸、烧烤食物，适当增加蒸、煮类食物，烹调方式可以对食材中的营养进行二次调节，从而更健康。

好的生活习惯
有助于控制血糖

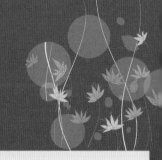

降糖不能仅仅依靠药物，日常生活习惯也是降糖的关键。除了科学饮食以外，舒适的心情、恰当的按摩、适量的运动以及良好的生活习惯，不仅可以降糖，而且对提高糖尿病患者生活品质、保持乐观心态有很大帮助。

1. 冥想静坐等静心运动

冥想是瑜伽的基础动作，可有效降低体内肾上腺素、去甲肾上腺素等应激激素的水平，而这些激素正是胰岛素生成加剧和血糖水平升高的"幕后黑手"之一。与之相似的还有腹式呼吸和一些传统养气吐纳方法等。

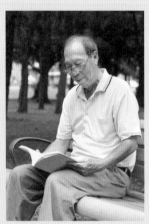

2. 打太极拳等舒缓的运动

打太极拳、练气功等传统的锻炼方法，可帮助患者调节呼吸，改善血液循环，从而达到调节全身的目的。2型糖尿病患者经常练太极拳，还能减缓糖尿病引起的机体功能衰退，对肥胖患者效果尤其显著。

相似的运动还有户外瑜伽、八段锦、五禽戏、节奏比较缓慢的体操等。

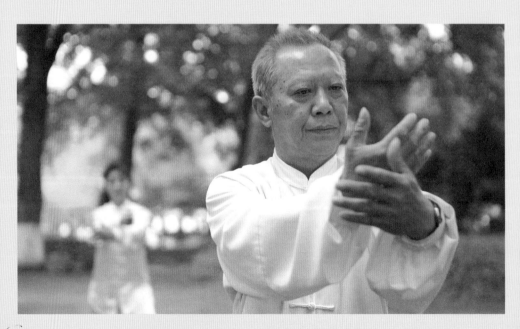

3. 坚持散步

饭后养成出门散步的习惯，可减少内脏脂肪含量，预防糖尿病神经病变，并有助于修复受损的神经，对控制血糖水平也有所帮助。

4. 洗温水澡

糖尿病患者不适宜用过凉或者过热的水洗澡，适当的温水刺激，可促进全身血液循环，避免周围神经病变，减轻并发症引起的疼痛。

5. 足部护理

糖尿病容易损害足部神经，由于伤口过小，容易被忽略而引起严重的足部感染。因此，对于糖尿病患者来说，基础的足部护理很必要，患者可以用温水泡脚，用温和的肥皂除菌，洗完脚要擦干，防止细菌滋生。

一些足部已经出现问题的糖尿病患者其足部对温度的感知迟钝，泡脚时需要家人来掌握水温，以免烫伤。

6. 保证睡眠

睡眠对于每个人都很重要，对于免疫力低下的糖尿病患者来说，睡眠不足会直接导致血糖浓度升高，并增加体内"压力激素"（皮质醇）含量。每天应该养成不间断睡足 7~8 小时的习惯。

7. 戒烟

吸烟除了会直接引起血压升高和血糖波动外，还会损害呼吸道、胃黏膜，增加血液黏稠度，加重心血管和微血管病变，引起末梢血管循环不畅，大大增加末梢神经炎、脉管炎、足部溃疡等慢性并发症的发生。

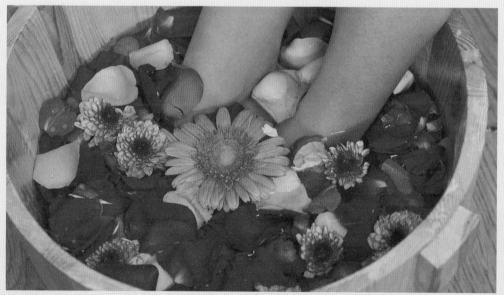

好心情不仅能防止血糖波动，还能帮助降糖

一般糖尿病的病程都较为漫长，糖尿病患者除了疾病给身体带来的损伤以外，往往精神压力也很大，所以要注重情志上的自我调摄。

坏心情会使细胞免疫功能下降，尤其是对糖尿病患者来说，胰岛素分泌的多少除了受有关内分泌激素和血糖等因素的调节外，还直接受自主神经功能的影响。即使有些患者在饮食、运动、服药方面都做得很好，可血糖还是很容易波动，这就是不注重心理调节的后果。

当人感到紧张和焦虑时，交感神经兴奋，会直接抑制胰岛素的分泌，同时还会促使体内分泌甲状腺素、肾上腺素等升糖激素，在一段时间内会提高患者的血糖水平。同时过大的压力、过于低落的情绪等这些心理状态都会反过来影响血糖水平。情绪因素对胰岛素分泌的影响，在中老年人身上更明显，当不良情绪反复、持久作用于机体时，还可能诱发糖尿病，并使病情反复或加重。

糖尿病患者常见的心理问题

1. 惧怕胰岛素

有些注射胰岛素的患者对于胰岛素的认知有误，认为久用胰岛素易导致成瘾性，而且天天打针太麻烦、怕痛等，因此对于注射胰岛素不积极。应给患者建立正确的认知，克服这种心理。

2. 低血糖带来的坏心情

糖尿病患者有时候会出现低血糖，低血糖会导致心慌、手抖、出汗、迫不及待地要吃东西等不适，非常容易影响人的心情，导致慌张、暴怒或者悲伤，所以，应加强对低血糖的认识，加强血糖监测，及时调整治疗方案。

3. 焦虑、恐惧

当患者了解了糖尿病的并发症后，会产生恐惧心理，担心自己失明、患糖尿病足、肾功能减退等，担心对自己的生活、学习、求职、婚姻等产生不良影响……其实糖尿病并非如此可怕，只要治疗和预防得当，是可以减少或避免并发症的，患者完全可以和正常人一样生活、工作，享受人生。

4. 长期血糖控制不佳

长期血糖控制不佳可影响患者的情绪，使患者对治疗失去信心，容易产生不配合治疗的想法，从而更影响血糖的控制，如此恶性循环下去，实在不利于糖尿病的治疗。血糖控制不佳者，应争取医师的帮助，分析血糖控制不佳的原因，找出解决方法。

5. 经济负担

糖尿病的治疗过程漫长，对于有些家庭来说是负担不起的，这会给患者造成巨大的心理压力，也是患者中断治疗的主要原因。因此，要以积极的心态接受正规治疗。

调节心理的几点建议

1. 学会倾诉

糖尿病患者可以通过家庭治疗、与病友交流、与医护人员交流等方式说出自己内心的困惑、焦虑，争取大家的关心和帮助。

2. 积极了解糖尿病

当患者确诊为糖尿病后，应尽可能通过各种途径了解糖尿病方面的知识，如参加糖尿病知识讲座学习班，订阅一本糖尿病科普期刊，并多与病友交朋友，交流各自的经验体会，向他们学习有益的防治手段，解除孤独无助感。

3. 适当发泄

产生不良情绪时，不要放在心里，寻找适合自己的又不会伤害到他人的方式，适当宣泄调节。

4. 适量运动

通过参加有益的活动，如打球、登山等，达到心理愉悦的目的。适当的体育运动有利于控制体重、血糖、血脂、血压，也有利于驱散焦虑、抑郁情绪。

5. 修身养性

比如，看看书，听听音乐，或是做深呼吸，以保持心理稳定，消除不必要的紧张。

特效穴位按摩降糖

穴位按摩可以调节全身气血运行，而且具有简单易学、安全有效的特点，是糖尿病家庭调养不可缺少的部分。

注意：糖尿病并发皮肤病变时影响到的相关穴位不宜按摩。

◆涌泉穴

涌泉穴位于足底部，卷足时足前凹陷处，约在足底第2、第3趾趾缝纹头端与足跟连线的前1/3与后2/3交点处。临睡之前先用热水泡脚，水温以38~40℃为宜。泡洗10分钟，擦干后再将两手互相搓热，左腿盘放在右膝上，用右手掌搓擦涌泉穴36下；再将右腿平放左膝上，用左手掌搓擦涌泉穴36下，再屈伸双脚趾数次，静坐片刻即可。

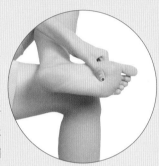

◆足三里穴

足三里穴位于外膝眼下四横指，距胫骨前缘一横指处，用拇指按、揉压、推揉、重拨，直到产生痛感。

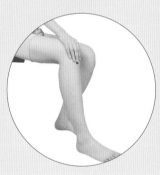

◆三阴交穴

三阴交穴位于小腿内侧，当足内踝尖上3寸，胫骨内侧缘后方，用拇指按揉片刻，再慢慢放开，重复5次。

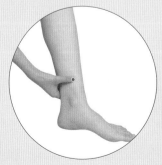

◆肾俞穴

肾俞穴位于第2腰椎棘突下，旁开1.5寸。双手虎口自上而下，擦双侧包括肾俞在内的腰肌2分钟左右。

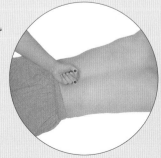

◆太溪穴

太溪穴位于足内侧，内踝后方，内踝尖与跟腱之间的凹陷处。可用拇指或中指按揉3~5分钟，以局部酸胀为宜。

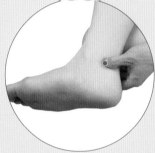

◆内庭穴

内庭穴位于足背部，在第2、第3趾间，趾蹼缘后方赤白肉际处，将食指和拇指分别放在足背和足底，上下相对掐揉内庭穴10分钟。

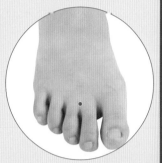

◆然谷穴

然谷穴是肾经气血流经的位置，位于足内侧，足舟骨粗隆下方，赤白肉际处。每天晚上洗完脚用拇指用力点揉然谷穴，直到有明显的酸胀感为止。

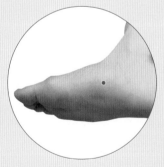

◆关元穴

关元穴在脐下3寸，腹中线上，将双手搓热后快速摩揉此穴位，每次2分钟。

◆血海穴

血海穴位于髌底内侧端上约2寸。按摩时屈膝，手掌掌心朝下，指尖指向大腿，按在髌骨上，拇指放在大腿内侧血海穴处按揉3~5分钟，以局部酸胀为宜。

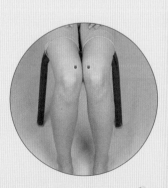

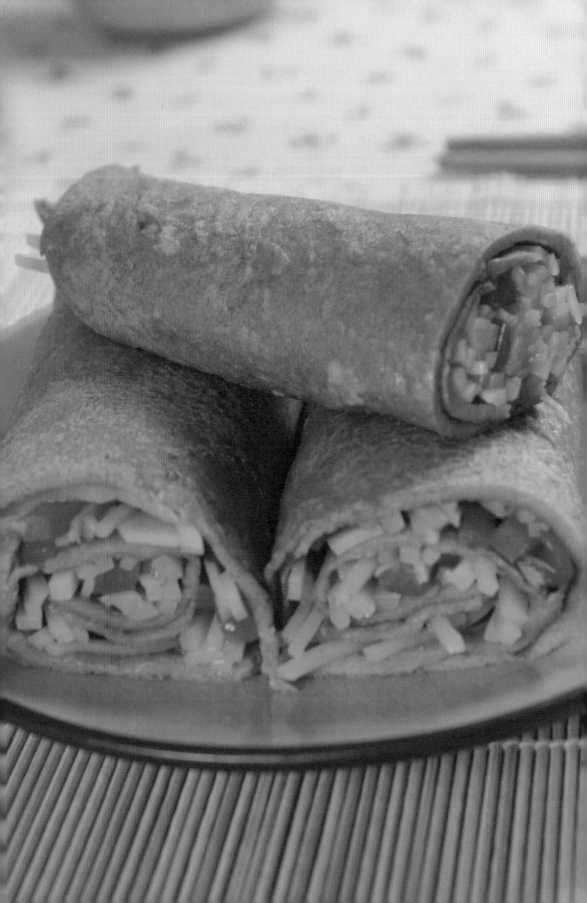

第二章
中医名家妙方降血糖

糖尿病并不是现代才发生的疾病，其在古代被称为"消渴"，历代名医都针对消渴开过药方，有的流传至今。经过临床试验发现这些古老的方子确实有降糖的功效，并且注重内在调理，从里止渴，在内降糖，并且在降糖的同时，调和五脏，共奏健康乐章。

白虎汤

——清热生津，止渴降糖

来源《伤寒论》

适合肺胃郁热、阴虚火旺型糖尿病患者。

原料：

石膏50克（包煎），知母18克，炙甘草6克，粳米9克。

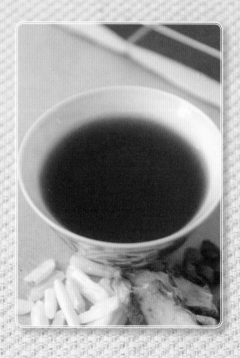

做法：

上药放入砂锅中，加3碗水，大火烧开，转小火煎成1碗。

用法：

每天晚饭后1剂，7日为1个疗程。

妙方有理

石膏和知母专清胃热，可除烦止渴；

甘草和粳米具有益气生津、滋阴补气、养胃和中的功效。

四味药搭配，一清一补，起到清热生津、缓解口干、止渴降糖的作用。

对症加减：加5克人参，称为人参白虎汤，补气效果更强，适合胃气虚的人。

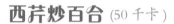 **家庭食疗方**

小米粳米紫薯饭 (215 千卡)

原料 小米 20 克，粳米 30 克，紫薯 50 克。

做法 ❶ 将小米和粳米淘洗干净；紫薯
去皮洗净，切成小块。

❷ 将所有材料放入锅内，加入适量清水
煮熟即可。

功效 清热生津，防止餐后血糖骤升。

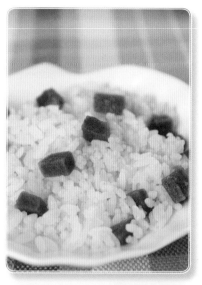

西芹炒百合 (50 千卡)

原料 西芹 100 克，鲜百合 20 克，胡萝
卜 30 克，盐、食用油各适量。

做法 ❶ 西芹摘叶、洗净切段；百合洗
净掰开；胡萝卜洗净切丝。

❷ 锅内加少许油烧热，下入西芹、百合、
胡萝卜翻炒至熟，调入盐即可。

功效 排毒清热，生津润肺。

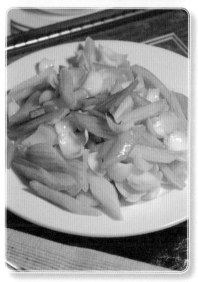

百合荸荠豆浆 (40 千卡)

原料 鲜百合 20 克，荸荠 100 克，黄豆 30 克。（双人份）

做法 ❶ 将百合洗净，荸荠洗净去皮切块备用。

❷ 黄豆用清水浸泡 1 小时。

❸ 所有材料放入豆浆机中，加适量水打成豆浆。

功效 清热生津，健胃降糖。

栝楼根汤

——清胃热，生津止渴

🍵 适合肝胃郁热型糖尿病患者。

原料：

栝楼根（天花粉）
50克。

做法：

将栝楼根切片，炙过，放入砂锅中，加3碗水，大火烧开后转小火，煎成1碗。

用法：

每日1剂。

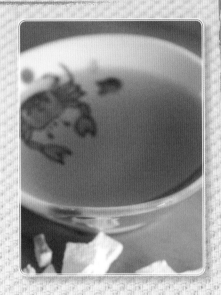

来源 《本草纲目》

妙方有理

栝楼根，因为常切片使用，洁白如粉，又名天花粉，有清热生津的功效。

栝楼根止消渴、清烦热，尤其对消渴（糖尿病）引起的肠胃发热，效果极佳。另外还有补虚安中的功效，有利于糖尿病患者养护肠胃、调养身体。

除了普通的煎剂以外，还可以打成粉直接冲服（每次5~10克，每天2次）；或者用生栝楼根榨汁饮用（每次5~10毫升，每天2次）。

家庭食疗方

燕麦枸杞饭 (293 千卡)

原料 燕麦 10 克，粳米 30 克，枸杞子 10 克。

做法 ❶ 将燕麦和粳米用清水淘洗干净，浸泡半小时；枸杞子洗净，用清水浸泡待用。

❷ 将燕麦和粳米倒入锅中，加入适量清水，煮至黏稠，下入枸杞子，煮至饭成。

功效 降压降糖，预防心血管疾病。

果肉酸奶沙拉 (75 千卡)

原料 梨 40 克，猕猴桃 40 克，橘子 30 克，香瓜 30 克，酸奶适量。

做法 ❶ 将梨去皮洗净，去核，切成块状；猕猴桃去皮切块；香瓜去皮洗净，切块；橘子剥皮，掰成瓣。

❷ 将四种水果混在一起，倒入酸奶搅拌均匀，即可食用。

功效 控制血糖，降低胆固醇。

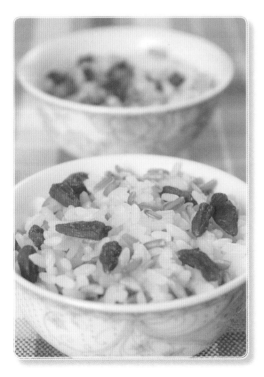

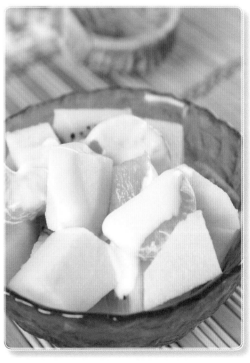

王瓜子甘草汤

——清热凉血，生津降糖

适合肝胃郁热、久病体虚的糖尿病患者。

来源 《本草纲目》

原料：

王瓜子15克，甘草10克。

做法：

将两种材料放入砂锅中，加3碗水，大火烧开后转小火，煎成1碗。

用法：

每日1剂，分早、中、晚服。

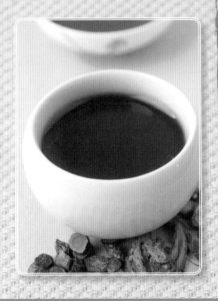

妙方有理

王瓜子有清热凉血的作用，可清肝胃郁热；

甘草有生津润燥的功效。

两者搭配，药效温和，主要用于缓解经年久病糖尿病患者的肝胃之热，同时对脾胃有一定的保护作用。

家庭食疗方

荞麦卷饼 (362 千卡)

原料 荞面200克,鸡蛋1个,土豆100克,胡萝卜40克,红柿子椒10克,小苏打、盐、植物油各适量。

做法 ❶ 将鸡蛋打散,与荞面混合,加入小苏打和盐,和成面团,再加入适量清水,搅拌成稀糊。

❷ 将土豆、胡萝卜去皮洗净,切丝;红柿子椒洗净切丝。

❸ 将平底锅烧热,抹上油,倒入适量面糊,使面糊均匀地铺在锅底,几分钟后即成。

❹ 炒锅倒油烧热,下入土豆丝、胡萝卜丝、红柿子椒丝翻炒,撒入盐,卷入煎好的荞面饼内即成。

功效 降血糖,保护血管。

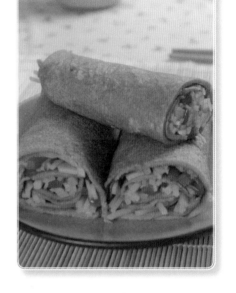

牛奶西蓝花 (87 千卡)

原料 西蓝花300克,牛奶100毫升,盐适量。

做法 ❶ 将西蓝花择洗干净,撕成小块,入沸水中焯1分钟,捞出过凉。

❷ 将牛奶倒入锅内,中火烧开,下入西蓝花略煮,调入盐即可。

功效 降血糖。

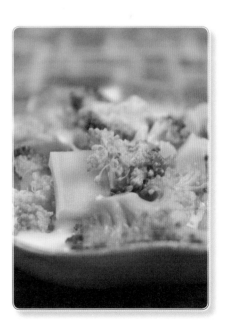

九房散

—泻火滋阴，利尿降糖

适合胃火偏盛、便秘严重的肥胖型糖尿病患者。

来源 《备急千金要方》

原料：

黄连90克，菟丝子90克，蒲黄90克，鸡内金90克，肉苁蓉60克，芒硝30克。

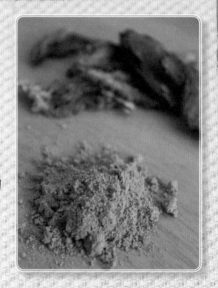

做法：

将上述药材研磨成粉，混合均匀，以温开水送服。

用法：

每日3次，每次5克。

妙方有理

菟丝子入肝、肾经，补精气；
蒲黄消瘀血、止茎痛，黄连泻心火、除积热；
肉苁蓉助少火，滋阴精；
芒硝通固结，解石毒；
鸡内金消积气，安肠胃，能使便溺有常。

家庭食疗方

陈小米饭 (376千卡)

原料 陈小米100克，莲子20克，红枣4枚。

做法 ❶ 将陈小米淘洗干净；红枣洗净，用清水浸泡待用；莲子洗净，去心。
❷ 将陈小米、红枣、莲子放入锅中，加入适量清水，煮至饭成即可。

功效 去脾胃热，止消渴。

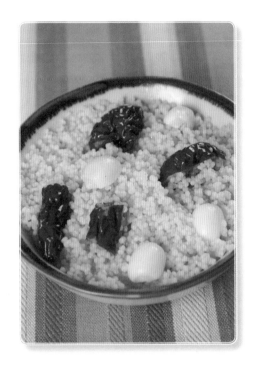

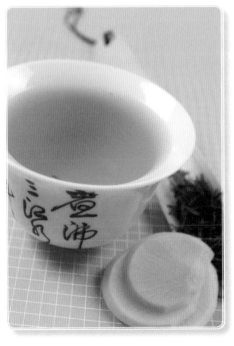

萝卜绿茶 (39千卡)

原料 白萝卜100克，绿茶6克。

做法 ❶ 将白萝卜洗净，入沸水中煮熟，绞汁备用。
❷ 将白萝卜汁再次煮沸，下入绿茶泡开，闷3分钟，去渣即可。

功效 降糖除脂，清除胃火。

七珍散

——补脾益肺，降糖生津

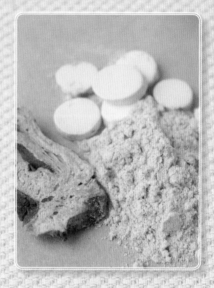

😊 适合脾气虚弱、食欲不振的糖尿病患者。

原料：

人参（去芦）50克，白术50克，黄芪（蜜炙，即炙黄芪）50克，山药50克，白茯苓（去皮）50克，粟米（微炒）50克，炙甘草50克。

做法：

上药研为细末。

用法：

每次6克，用水150毫升，加生姜、大枣同煎至110毫升，温服。每日2次。

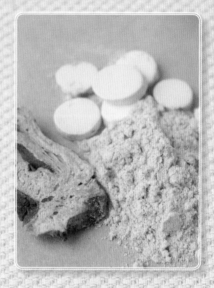

妙方有理

人参归脾、肺经，有补脾益肺、生津止渴、安神益智的功效，有显著的降糖作用，适宜糖尿病患者服用；

山药补脾养胃、生津；

白术、茯苓等也均有降糖功效。

来源 《普济本事方》

蒜香空心菜 (54 千卡)

原料 空心菜 200 克，大蒜 20 克，干辣椒 1 克，盐、植物油各适量。

做法 ❶ 将大蒜剥衣拍碎；空心菜择洗干净，切段。

❷ 炒锅放油，油热时下入蒜末和干辣椒爆香，下入空心菜翻炒片刻，调入盐即可。

功效 降压降糖，清热解毒。

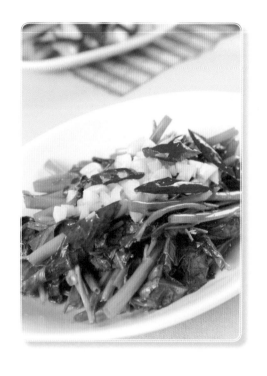

番茄苹果汁 (90 千卡)

原料 番茄 200 克，苹果 100 克。

做法 ❶ 将番茄洗净切片；苹果去皮洗净，切块。

❷ 将番茄和苹果一同放入搅拌机内，倒入适量凉白开，搅拌成汁，滤去渣即可。

功效 生津止渴，润肠通便，润肺降火。

二冬苓车汤

——利水渗湿，滋阴生津

来源《辨证录》

◎◎ 适合气喘咳嗽、面红虚浮型糖尿病患者。

原料：

麦冬60克，天冬20克，茯苓10克，车前子5克。

做法：

水煎服。

用法：

每日1剂，分2次服用。

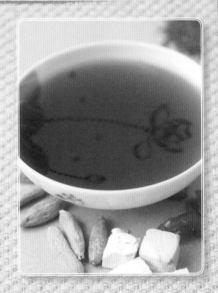

妙方有理

麦冬多糖可明显降低血糖，对葡萄糖、肾上腺素所致高血糖有明显的抑制作用；

天冬可减少糖尿病患者的饮水量，除烦止渴；

车前子可降低血糖活性，有稳定血糖的功效；

茯苓渗湿利水、健脾和胃，有降糖功效。

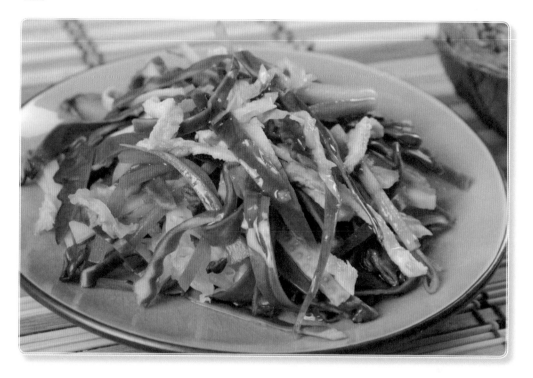

家庭食疗方

紫甘蓝炒蛋丝 (201 千卡)

原料 紫甘蓝100克，鸡蛋2个，银耳6克，胡萝卜40克，黄瓜30克，盐、植物油各适量。

做法 ❶ 将紫甘蓝、胡萝卜、黄瓜分别洗净切丝；银耳用水泡发，撕成小朵，鸡蛋打散。

❷ 炒锅放油烧热，下入鸡蛋液，摊在锅底煎熟，盛出切丝。

❸ 炒锅放油烧热，下入紫甘蓝丝、胡萝卜丝、黄瓜丝和银耳翻炒至将熟，下入鸡蛋丝一同翻炒片刻，调入盐即可。

功效 润脏腑，益心力，健脾胃。

茶树菇老鸭汤 (729 千卡)

原料 老鸭半只（约500克），干茶树菇10根，姜片、盐各适量。

做法 ❶ 干茶树菇用温水浸泡20分钟，取出冲洗干净；老鸭去脏杂、脚爪，洗净，切成块，焯水后捞出。

❷ 将除盐以外的所有材料放入砂锅中，加适量水，用大火煮开，转小火煲3小时，加盐调味即可。

功效 填骨髓，生津血，降血压，补五脏，利尿消肿。

七味白术散

——健脾益气，降低血糖

适合久病消渴不止的糖尿病患者。

来源《小儿药证直诀》

原料：

白术5克，高丽参5克，茯苓5克，藿香叶5克，葛根5克，炙甘草1.5克。

做法：

水煎服。

用法：

用0.9克木香与上述药材的汁兑服。

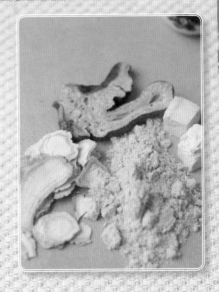

妙方有理

高丽参含有促进胰岛素分泌和类似胰岛素作用的物质，其中人参皂苷能降低血糖；

木香可行气止痛，疏通胃肠滞气；

葛根含有的黄酮类物质能快速、平稳且持久地降低血糖和尿糖。

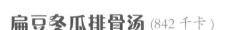

家庭食疗方

番茄猪肝汤 (236 千卡)

原料 番茄 200 克，猪肝 180 克，香菜、姜丝、盐、蚝油、生抽、料酒、生粉、植物油各适量。

做法 ❶ 将猪肝洗净切成薄片，浸泡片刻，捞出沥水，加姜丝、生抽、蚝油、盐、料酒、生粉搅拌均匀，腌渍片刻。

❷ 将番茄洗净，入沸水中焯烫，去皮；将腌好的猪肝入沸水中焯 1 分钟，捞出。

❸ 炒锅放油烧热，下入番茄翻炒至出汁，倒入开水，下入猪肝煮沸，撒入香菜，调入盐即可。

功效 滋阴养血，利尿消肿，养肝明目。适用于久病后阴血不足者。

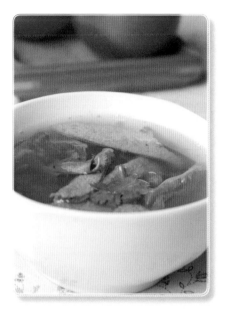

扁豆冬瓜排骨汤 (842 千卡)

原料 排骨 300 克，扁豆 150 克，冬瓜 100 克，陈皮 6 克，盐适量。

做法 ❶ 将排骨斩块，入沸水中焯去血水，捞出；扁豆洗净，切小段；冬瓜去皮去瓤，洗净切片；陈皮洗净。

❷ 将所有食材（盐除外）放入锅中，加入适量清水，大火煮沸，转小火炖 1 小时，出锅前调入盐即可。

功效 滋阴润燥，理气健胃。

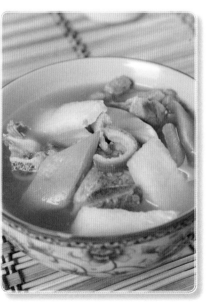

八味丸

——滋补肝肾，育阴培阳

来源《圣济总录》

适合口干咽燥、面赤足冷的糖尿病患者。

原料：

熟干地黄（焙）100克，山药50克，茯苓45克，牡丹皮25克，山茱萸（去核，瓦焙）50克，五味子（微焙）75克，泽泻（酒浸，焙干）25克，肉桂25克。

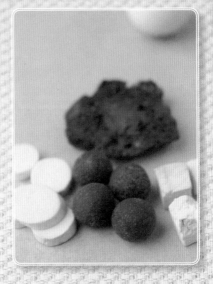

做法：

将上述药材磨为细末，炼蜜为丸，如梧桐子大小。

用法：

每次20~30丸，用薄盐汤送服。

妙方有理

八味丸中的熟干地黄、山药、泽泻、茯苓、牡丹皮、山茱萸、五味子、肉桂有降糖作用。

八味合用还能起到滋补肝肾、暖丹田、聪耳目的功效。

黄瓜炒杏仁 (21 千卡)

原料 黄瓜 40 克，胡萝卜 40 克，芹菜 20 克，杏仁 20 克，盐、植物油各适量。

做法 ❶ 将胡萝卜、黄瓜洗净切块；芹菜择洗干净，切段；杏仁洗净待用。
❷ 凉锅放油烧热，下入胡萝卜、黄瓜和芹菜翻炒片刻，下入杏仁略炒，调入盐即可。

功效 清热生津，降压降糖。

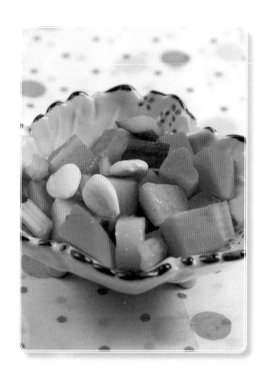

二青汁 (57 千卡)

原料 菠菜 150 克，芹菜 150 克。

做法 ❶ 将菠菜去根洗净，焯水，捞出后切成小段；芹菜切去根茎，去叶留茎，切成小段。
❷ 将菠菜段和芹菜段一同放入搅拌机内，倒入适量凉白开，搅拌成汁，滤渣后即可饮用。

功效 利尿消肿，辅助降糖。

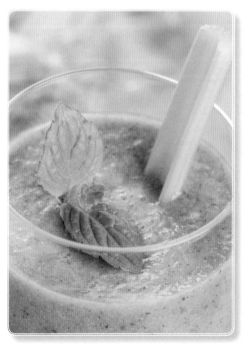

人参竹叶汤

——清心润肺，生津止渴

☺ 适合多饮少食、大便正常、小便频多的糖尿病患者。

来源《证治汇补》

原料：

淡竹叶8克，麦冬9克，炙甘草6克，人参6克，栀子8克，黄芩6克，黄连3克。

做法：

水煎服。

用法：

每日1剂，7剂为1个疗程。

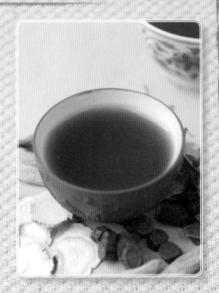

妙方有理

本方为中医治疗"上消"的经典方剂。

栀子味苦性寒，有泻火除烦、清热利湿、凉血解毒的功效，能降低葡萄糖、肾上腺素引起的高血糖，对其他原因引起的高血糖也有一定的作用；

黄连有抗菌消炎、燥湿泻火的功效，可针对性治疗内火旺盛、口渴多饮的糖尿病患者，也有降低血糖的功效。

🍵 家庭食疗方

桃仁炒肉丁 (274 千卡)

原料 猪瘦肉 180 克，核桃仁 80 克，黄瓜 80 克，小葱、盐、植物油各适量。

做法 ❶ 将猪瘦肉洗净切块；黄瓜洗净切块；核桃仁洗净待用；小葱洗净切碎。

❷ 凉锅放油烧热，下入猪瘦肉翻炒至变色，下入黄瓜和核桃仁炒至熟，撒入葱花，调入盐即可。

功效 润肺定喘，补气养血，降压降脂降糖。

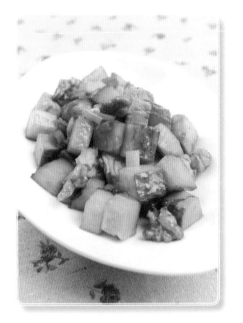

白萝卜苹果牛肉汤 (356 千卡)

原料 牛肉 200 克，白萝卜 160 克，苹果 120 克，枸杞子 6 克，生抽、盐各适量。

做法 ❶ 将白萝卜洗净去皮，切成滚刀块；苹果洗净，去核，切块；牛肉洗净切块，入沸水中焯去血水，捞出待用；枸杞子洗净，清水浸泡待用。

❷ 炖锅中加水煮沸，下入除盐以外所有食材再次煮沸，转小火煲 1 个半小时，出锅前调入盐即可。

功效 清心润肺，降糖，降低胆固醇。

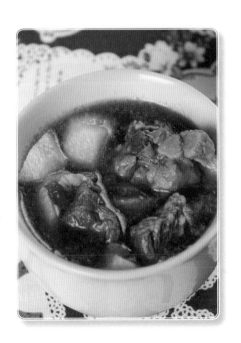

引龙汤

——纳降虚火，滋阴生津

☞ 适合阴虚津少的糖尿病患者。

原料：

玄参30克，麦冬15克，
山茱萸12克，肉桂9克，
北五味子3克。

做法：

水煎服。

用法：

每天1剂，分3次服用。

来源《辨证录》

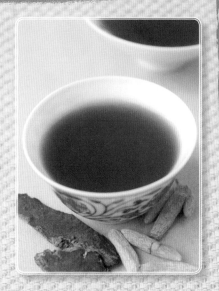

妙方有理

　　玄参可用于热毒炽盛的各种热证，取其清热泻火解毒之功，可防治糖尿病并发症，且有一定的降糖功效；

　　麦冬的提取物在服用2~4小时内有显著的降糖功效；

　　山茱萸中的熊果酸对糖尿病患者有治疗作用。

　　久病多尿，而致阴津亏少的糖尿病患者可服本方。

家庭食疗方

胡萝卜芹菜汁 (52千卡)

原料 胡萝卜150克，芹菜100克。

做法 ❶ 将胡萝卜洗净切块；芹菜择
洗干净，切段。

❷ 将胡萝卜和芹菜一同放入榨汁机内，
加入适量凉白开，搅拌成汁，滤渣即可。

功效 滋阴养肝，明目降糖。

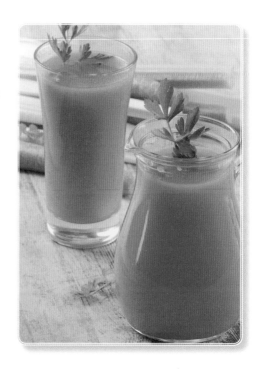

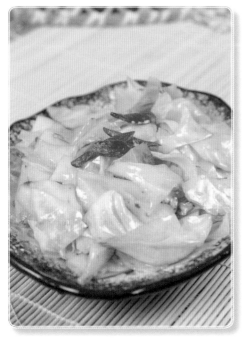

醋熘圆白菜 (148千卡)

原料 圆白菜200克，干辣椒1克，醋、
盐、植物油各适量。

做法 ❶ 将圆白菜洗净，撕成大朵；
干辣椒切段。

❷ 凉锅放油烧热，下入干辣椒爆香，
下入圆白菜翻炒1分钟，倒入醋略炒，
调入盐即可。

功效 软化血管，清热降糖。

玉泉丸

——益气养阴，生津止渴

来源《仁斋直指方论》

❀ 适合气阴两虚型糖尿病患者。

原料：

麦冬（去心，晒）30克，人参30克，茯苓30克，黄芪（半生半蜜炙）30克，乌梅肉（焙）30克，甘草30克，天花粉45克，葛根45克。

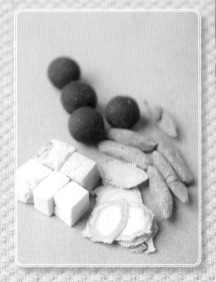

做法：

将上述药材磨为粉末，炼蜜为丸，如弹子大。

用法：

每次1丸，温汤送服。

妙方有理

黄芪具有双向调节血糖的功效；

天花粉的提取液进入人体7~24小时，会明显降低血糖；

麦冬、人参、茯苓有降低血糖的功效，是气阴两虚型糖尿病患者中药调养的首选药物。

家庭食疗方

香菇油菜 (70千卡)

原料 油菜200克，干香菇60克，鸡汤、盐、料酒、淀粉、红辣椒各适量。

做法 ❶ 将油菜洗净，从根部切开，焯水后冲凉；干香菇用冷水泡发，去蒂洗净。

❷ 将鸡汤、盐、料酒、油菜、香菇、红辣椒一起放入锅内烧5分钟，捞出油菜、香菇摆入盘中，锅内原汁用淀粉勾芡，浇在香菇、油菜上即可。

功效 清热解毒，降压降糖。

冬瓜虾仁汤 (287千卡)

原料 冬瓜200克，虾仁50克，盐适量。

做法 ❶ 将冬瓜去瓤去皮，洗净后切块；虾仁洗净待用。

❷ 锅内倒入适量清水，大火煮沸，下入冬瓜和虾仁煮熟，调入盐即可。

功效 健脑壮骨，滋阴降糖。

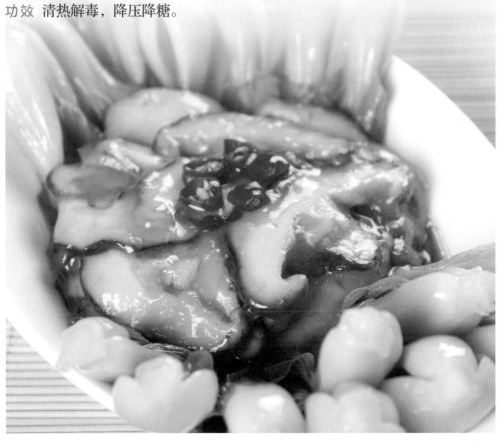

四妙散

——通经络，去湿痰

☺ 适合气阴两虚兼痰型糖尿病患者。

原料：

川黄柏、茅山苍术（先以泔水润透，切片，晒干）、向东桑皮（3种各分为2份，以1份用童便，以1份用酒，各浸透，晒干，炒微黄色）、陈胆南星各等分。

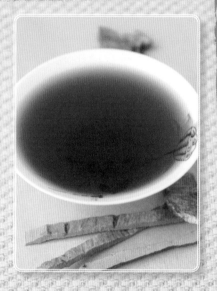

做法：

将上述药材研磨为细末。

用法：

每次10~15克，早、晚空腹以药酒吞服。

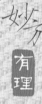

妙方有理

　　黄柏味苦，性寒，归肾、膀胱、大肠经，有清热燥湿、泻火解毒的功效，主治湿热痢疾、泄泻、黄疸、口舌生疮、目赤肿痛、皮肤湿疹等，对糖尿病并发皮肤病也有一定的疗效；

　　苍术苦温燥湿以祛湿浊，辛香健脾以和脾胃，还有明目的功效，常用于治疗夜盲症等眼疾；

　　桑皮具有泻肺、平喘、行水、消肿的功能，用于肺热喘咳、面目水肿、尿少等病症。

　　上几味药合用，可以通全身经络，去体内湿痰，驱邪扶正；还能帮助降糖，同时也可以缓解糖尿病引起的肢体酸痛、风湿病等。

🍵 家庭食疗方

橘子生姜汁 (50 千卡)

原料 橘子 100 克, 生姜 30 克。

做法 ❶ 生姜去皮切丁, 放入开水中, 大火煮成生姜汁。

❷ 橘子剥皮掰瓣, 放入搅拌机内, 加入凉开水打成橘子汁, 滤渣, 加入煮好的生姜汁, 搅拌均匀。

功效 防治心血管疾病, 降血糖。

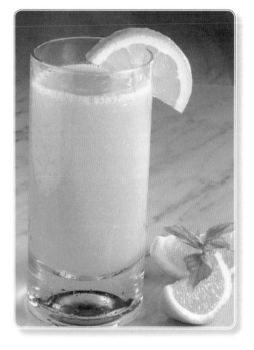

杏仁洋葱墨鱼汤 (210 千卡)

原料 墨鱼 200 克, 洋葱 80 克, 杏仁 20 克, 盐适量。

做法 ❶ 将墨鱼去内脏, 剥去外皮, 洗净后切成细条; 洋葱洗净切条; 杏仁洗净待用。

❷ 将墨鱼、杏仁放入锅中, 大火煮沸, 下入洋葱, 煮半小时, 出锅前调入盐即成。

功效 健脾利湿, 温经通络。

人参门冬汤

——清热降逆，养肺生津

适合虚热烦渴、短气干呕的糖尿病患者。

原料：

人参3克，麦冬3克，小麦3克，茯苓3克，竹茹1团，白芍2.4克，甘草1.5克。

做法：

水煎服。

用法：

每日2次，每次1剂，14剂为1个疗程

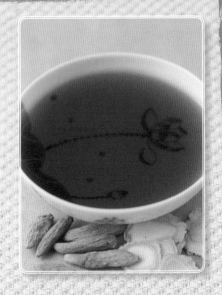

来源《医学入门》

妙方有理

麦冬适于内热扰心之证，症见身热夜甚、烦躁不安等，也适合热伤气阴、心烦口渴、汗出体倦者，有养阴生津的功效；

人参不仅能够安神益智，还能辅助降糖；

竹茹可除烦止呕、清热化痰；

白芍的提取物有降糖作用；

甘草有解毒、祛痰、止痛、解痉、调和诸药等药理作用。

家庭食疗方

黄精麦冬瘦肉汤 (179 千卡)

原料 猪瘦肉 160 克，黄精 10 克，麦冬 10 克，盐适量。

做法 ❶ 将猪瘦肉洗净切块；黄精和麦冬用清水浸泡待用。

❷ 将除盐之外所有食材放入锅中，加入适量清水，大火煮沸，转小火煮 40 分钟，调入盐即成。

功效 养阴生津，降糖除烦。

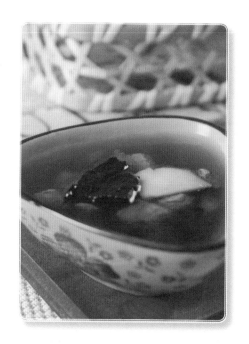

冬瓜苹果柠檬汁 (172 千卡)

原料 冬瓜 150 克，苹果 200 克，柠檬 150 克。

做法 ❶ 将冬瓜去皮去籽，洗净，切成丁；苹果洗净去皮，切开去核，再切成丁；柠檬带皮洗净，去除头尾，切成片。

❷ 将冬瓜丁、苹果丁、柠檬片一起放入搅拌机内，加入适量凉开水，搅拌成汁，滤渣即可。

功效 消暑降火，清心除烦，降糖降压。

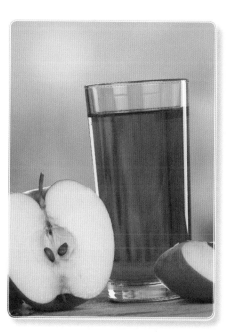

草薢丸

——祛风湿，利湿浊

来源《济生方》

☁ 适合湿浊内盛型糖尿病患者。

原料：

草薢500克。

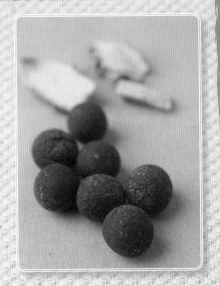

做法：

将草薢磨成细末，炼蜜为丸，
如黄豆大小。

用法：

每次50丸，饭前用淡盐水送服。

妙方有理

　　草薢入肾、胃经，有利湿去浊、祛风除痹的功效，用于膏淋、白浊、白带过多、风湿痹痛、关节不利、腰膝疼痛等症，对于糖尿病引起的小便频数、尿液混浊有良好作用。

　　对症加减：取草薢30克，加山药30克、牛膝（去苗，酒浸，焙干）30克、泽泻30克、生干地黄（焙）75克、白术15克、茴芋75克、蛴螬（微炒）75克、干漆（炒令烟出）75克、狗脊（去毛）75克、车前子75克、天雄（炮裂，去皮、脐）75克，将上述药材研为细末，炼蜜为丸，如梧桐子大，每次温酒下20丸，可加至30丸，每日3次，可有效缓解关节疼痛。

家庭食疗方

山药海带荞麦面 (640 千卡)

原料 山药 80 克，水发海带 40 克，荞麦面条 200 克，辣椒油、盐各适量。

做法 ❶ 将山药去皮洗净，切成条状，用清水浸泡待用；海带洗净切条。

❷ 锅内倒入适量清水，大火煮沸，下入面条略煮，再下入海带、山药煮至熟，调入辣椒油和盐即可。

功效 降脂降糖，润燥解毒，除湿健脾。

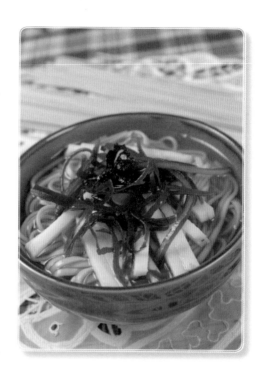

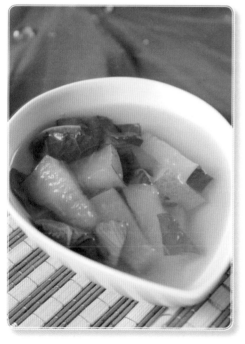

荷叶冬瓜汤 (10 千卡)

原料 冬瓜 80 克，鲜荷叶 50 克。

做法 ❶ 将冬瓜去皮去瓤，洗净切成长条状；荷叶洗净，撕碎。

❷ 将冬瓜放入锅中，加入适量清水煮沸，下入荷叶略煮即可。

功效 生津止渴，除湿利尿。

增损肾沥汤

—— 补肾气，益骨髓

来源《备急千金要方》

🍵 适合气阴两虚、疲倦乏力的糖尿病患者。

原料：

羊肾1具，生姜30克，麦冬30克，大枣（去核）20枚，泽泻15克，远志15克，人参15克，生地黄15克，当归15克，甘草15克，川芎15克，五味子15克，龙骨15克，黄芩15克，茯苓6克，桂心6克。

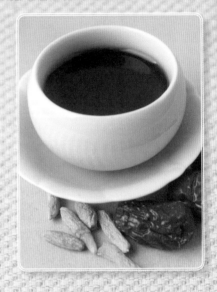

做法：

水煎服。

用法：

每日1剂，分3次服用。

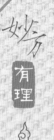

妙方有理

上述药材多入膀胱经，主治肾气不足、消渴、小便多、腰痛，对于气阴两虚、腰酸背痛以及泌尿系疾病有一定的疗效，对于糖尿病患者来说，功效显著。

🍵 家庭食疗方

玉米虾仁 (330千卡)

原料 鲜玉米粒200克，对虾5只，青椒30克，盐、植物油各适量。

做法 ❶ 将玉米粒洗净；对虾去皮去头，洗净切块；青椒洗净切块。

❷ 凉锅放油烧热，下入玉米粒、对虾翻炒片刻，下入青椒炒至入味，调入盐即可。

功效 滋阴和胃，补肾壮阳，防治高血压。

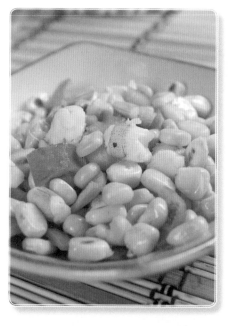

海带冬瓜汤 (23千卡)

原料 冬瓜150克，海带80克，姜片、鸡精、盐各适量。

做法 ❶ 将海带泡发至回软，洗净切成丝；冬瓜去皮去瓤，洗净后切成块。

❷ 锅内加水煮沸，下入海带、冬瓜和姜片，煮至熟，调入鸡精和盐。

功效 降压降糖，健脾补肾，利水消肿。

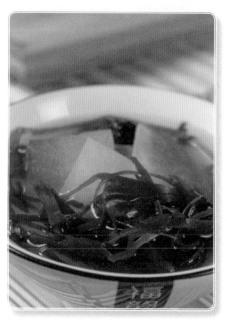

玉女煎

——清胃热，滋肾阴

来源《景岳全书》

适合胃热阴虚、多食易饥症状明显的糖尿病患者。

原料：

生石膏 9~15克，熟地黄 9~15克，知母5克，牛膝5克，麦冬6克。

做法：

水煎服。

用法：

每日1剂，分3次服用。

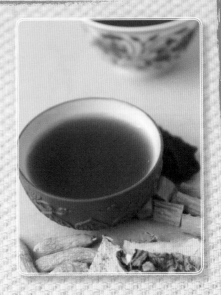

妙方有理

玉女煎主治胃热阴虚证、头痛、牙痛、齿松牙衄、烦热干渴、舌红苔黄而干，亦治消渴、消谷善饥等。

临床常用于治疗牙龈炎、糖尿病、急性口腔炎等胃热阴虚者。

萝卜排骨汤 (1500 千卡)

原料 猪排骨 500 克，白萝卜 500 克，葱、姜、酱油、料酒、味精、白糖、淀粉、盐、植物油各适量。

做法 ❶ 将白萝卜洗净切块；猪排骨洗净，焯水后冲凉；葱切段；姜去皮切片。

❷ 炒锅内油热时下入葱段、姜片和白萝卜，煸炒片刻。

❸ 加入料酒、酱油、盐、味精、白糖，倒入适量清水，放入猪排骨，大火煮沸，小火煮至汁浓味香肉熟，加入水淀粉，搅匀即可。

功效 滋阴理气，降糖。

莴笋炒蛋 (96 千卡)

原料 莴笋 200 克，鸡蛋 1 个，盐、植物油各适量。

做法 ❶ 将莴笋择洗干净，切片备用；鸡蛋打散。

❷ 炒锅放油烧热，下入鸡蛋炒熟，盛出。

❸ 炒锅放油烧热，下入莴笋炒至透明，下入鸡蛋一起煸炒，倒入适量清水略炒，调入盐即成。

功效 降糖降脂，通便排毒。

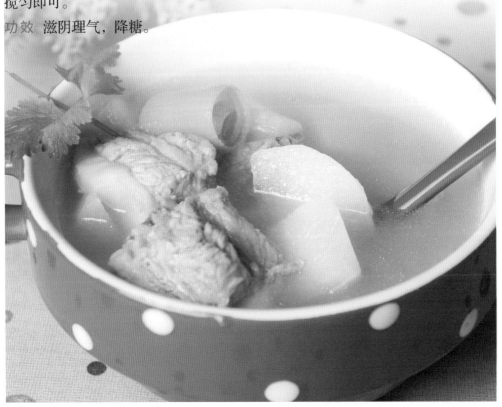

龙胆泻肝汤

——疏肝祛火，辅助降糖

来源《医方集解》

适合肝胆郁热型糖尿病患者。

原料：

生地黄20克，泽泻12克，柴胡10克，黄芩9克，栀子9克，木通9克，车前子9克，当归8克，龙胆6克，生甘草6克。

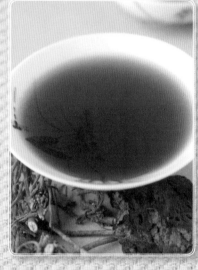

做法：

法一：水煎煮。

法二：将上述药材制成药丸。

用法：

法一：每日1剂，分2次服。

法二：每日2次，每次6~9克，温开水送服。

妙方有理

龙胆味苦性寒，上泻肝胆实火，下清下焦湿热；

黄芩、栀子具有苦寒泻火之功；

泽泻、木通、车前子清热利湿，使湿热从水道排除；

生地黄、当归滋阴养血；

柴胡引诸药入肝、胆经；

甘草有调和诸药之效。

本方泻中有补，以使火降热清，湿浊分清。

提醒：本方服7~10剂即可，不可久服。

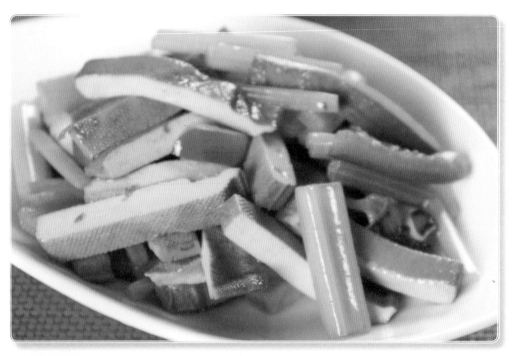

家庭食疗方

芹菜豆干 (203 千卡)

原料 芹菜 200 克，豆干 120 克，彩椒 20 克，盐、植物油各适量。

做法 ❶ 将芹菜洗净，择去老叶，用手掐段（中间的丝丢弃），入沸水中焯一下；豆干切成细丝；彩椒洗净切丝。

❷ 炒锅放油烧热，下入豆干丝、彩椒丝煸炒，下入烫过的芹菜翻炒，调入盐即成。

功效 降压降糖，清热生津。

番茄炒圆白菜 (54 千卡)

原料 圆白菜 200 克，番茄 100 克，蒜片、盐、植物油各适量。

做法 ❶ 将番茄和圆白菜清洗干净，切成小块。

❷ 油锅烧热后，下入圆白菜炒至八分熟，再下入番茄和蒜片炒熟，调入盐。

功效 清热泻火，养阴增液。

菟丝子丸

——补肾阳，益精血

来源《世医得效方》

适合身体极度疲乏、性功能减退的糖尿病患者。

原料：

菟丝子60克，肉苁蓉60克，制附子30克，五味子30克，鹿茸30克，牡蛎30克，桑螵蛸15克。

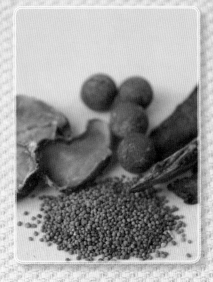

做法：

将上述药材研碎成粉末，用黄酒和匀，做成药丸，如黄豆大小。

用法：

每日2次，每次30丸，饭前服用。

妙方有理

菟丝子、牡蛎、制附子、肉苁蓉、鹿茸等均入肾经，有补火助阳、散寒除湿的功效，对身体极度疲乏、性功能减退的糖尿病患者有显著疗效，并且有辅助降糖的功能。

家庭食疗方

双耳甲鱼汤 (365 千卡)

原料 甲鱼1只，银耳15克，黑木耳15克，香油、盐各适量。

做法 ❶ 甲鱼剁头，冲去血水后，放沸水中焯水，刮去黑皮，撬开甲鱼盖，去内脏、爪尖，再次洗净后剁成块，二次焯水后捞出；银耳和黑木耳用清水泡发至回软，洗净撕成朵。

❷ 将除盐、香油之外所有的食材放入锅中，加入适量清水，小火炖1个半小时，出锅前淋入香油，调入盐即可。

功效 滋肝补肾，养阴壮阳，护肝明目。

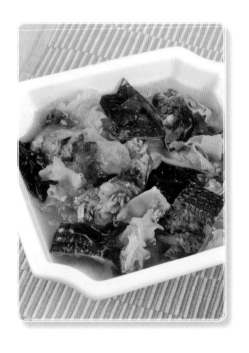

韭菜炒虾仁 (212 千卡)

原料 韭菜100克，虾仁180克，核桃仁20克，料酒、盐、植物油各适量。

做法 ❶ 将韭菜去根掐掉黄叶，择洗干净，切成5厘米长的段；虾仁洗净，去掉虾线，用料酒、少量盐腌渍；核桃仁洗净。

❷ 炒锅放油烧热，倒入虾仁大火爆炒，放入核桃仁和韭菜一起翻炒，调入盐即成。

功效 补肾壮阳，温中行气。

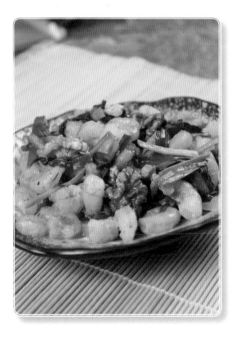

六味地黄丸

——滋阴补肾

来源《小儿药证直诀》

适合阴虚型糖尿病患者。

原料:

熟地黄240克,山药120克,山茱萸120克,泽泻90克,茯苓90克,牡丹皮90克。

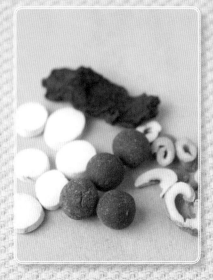

做法:

将上述药材研磨成粉末,用米汤搅拌,做成丸,如绿豆大小。

用法:

各种药物成分可以根据自身情况调整剂量,每次10克,每日3次。

妙方有理

熟地黄滋阴补肾、填精益髓;山茱萸补养肝肾,并能涩精;山药补脾养胃,亦能补肾涩精。三药相配,滋养肝、脾、肾,称为"三补"。

泽泻利湿泄浊,并防熟地黄之滋腻恋邪;牡丹皮清泄相火,并制山茱萸之温涩;茯苓淡渗脾湿,并助山药之健运,此三药为"三泻"。

六味合用,三补三泻,其中补药用量重于"泻药",是以补为主;肝、脾、肾三阴并补,以补肾阴为主,适合阴虚型糖尿病患者服用。

家庭食疗方

西芹百合炒螺肉 (189千卡)

原料 田螺200克，西芹200克，百合40克，红椒15克，盐、植物油各适量。

做法 ❶ 田螺洗净，取螺肉再次洗净；西芹择洗干净，切段；百合掰瓣洗净；红椒洗净斜刀切片。

❷ 凉锅放油烧热，下入红椒炒香，再下入螺肉翻炒，下入西芹和百合炒熟，调入盐即可。

功效 清热利水，稳定血糖。

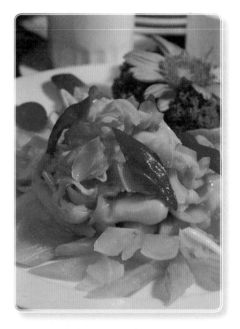

海带豆腐汤 (118千卡)

原料 水发海带100克，豆腐150克，姜、葱、食用油、盐各适量。

做法 ❶ 海带洗净，切成菱形片；豆腐切成大块，放入锅内加水煮沸，捞出晾凉，切成小方丁；姜切末，葱切末。

❷ 炒锅油热时，放入姜末、葱末煸香，放入豆腐丁、海带片，加水适量，烧沸后改用小火，加盐，继续煮约30分钟即成。

功效 润燥止渴，降糖降压。

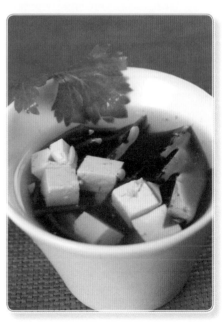

人参宁神汤

——益气养阴，清热安神

适合精神不振、胸满心烦（上消）的糖尿病患者。

原料：

葛根12克，生地黄12克，茯神12克，天花粉12克，知母9克，淡竹叶8克，甘草6克，人参6克，五味子4克。

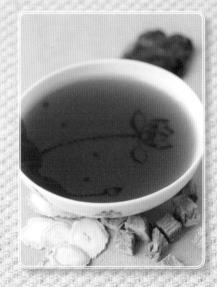

做法：

水煎服。

用法：

每日1剂，分2次饭后服用。

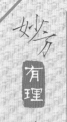

妙方有理

茯神味甘淡，性平，入心经，养心安神，配合甘草、人参、五味子等，增强了安神功效，可消除糖尿病患者由于疾病或并发症而导致的不安；

方中五味子、天花粉、知母等有降糖功效。

🍵 家庭食疗方

红枣鸽子汤（257千卡）

原料 鸽子1只，红枣6枚，葱丝、姜丝、盐各适量。

做法 ❶ 鸽子去内脏、脚爪，焯水后洗净；红枣去核，洗净。

❷ 将鸽子放入砂锅中，加水煮沸，下入红枣、葱丝、姜丝，改小火炖至鸽肉熟烂时，调入盐即可。

功效 提高记忆力，降低血糖，促进血液循环。

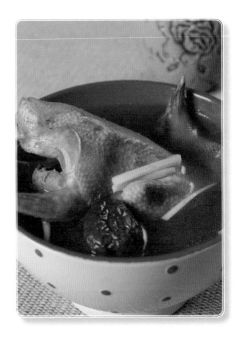

丝瓜鸡蛋汤 （156千卡）

原料 丝瓜300克，番茄150克，鸡蛋1个，食用油、盐、胡椒粉、味精、葱花、高汤各适量。

做法 ❶ 将丝瓜洗净，去皮切滚刀块；番茄洗净切块。

❷ 油烧至六成热，加入丝瓜、番茄快速翻炒，加入高汤，煮熟后放鸡蛋液，煮沸后放盐、味精、胡椒粉、葱花调味即可。

功效 降血糖，通经络。

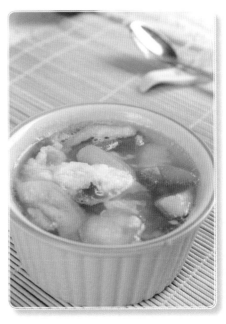

枸杞汤

——清热止渴，滋补肝肾

◎ 适合小便频数、口中发苦、干渴严重的糖尿病患者。

原料：

枸杞根白皮（地骨皮）50克，麦冬20克，小麦（炒）20克。

做法：

水煎服。

用法：

每日1剂，分3次服用。

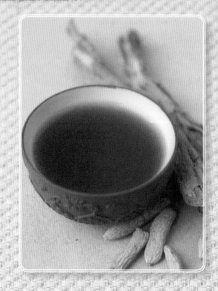

来源《备急千金要方》

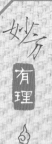

妙方有理

枸杞根白皮，又称地骨皮，有清虚热、止消渴的功效，有较好的降糖效果；

麦冬有生津止渴、泄热清心的功效，是糖尿病患者常用中药；

炒小麦有益气、除热、止汗的功效，可辅助治疗糖尿病。

家庭食疗方

山药猪肚汤 (300 千卡)

原料 山药200克，猪肚180克，陈皮4克，枸杞子5克，盐适量。

做法 ❶ 将山药去皮洗净，切成块状，用清水浸泡待用；猪肚洗净，切成丝；陈皮和枸杞子洗净，用清水浸泡待用。

❷ 将除盐之外所有食材放入锅中，加入适量清水，煮40分钟，出锅前调入盐即可。

功效 养肝益肾，滋阴止渴。

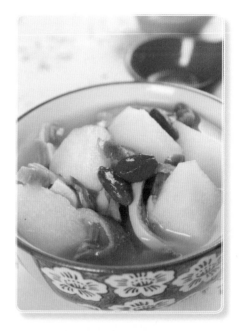

枸杞子松子瘦肉汤 (247 千卡)

原料 猪瘦肉180克，松子仁15克，枸杞子6克，盐适量。

做法 ❶ 将猪瘦肉洗净，切成小块；松子仁洗净切碎；枸杞子洗净备用。

❷ 将除盐之外所有食材放入锅中，加入适量清水，大火煮沸，转小火煮20分钟，调入盐即成。

功效 降低血糖，滋补肝肾。

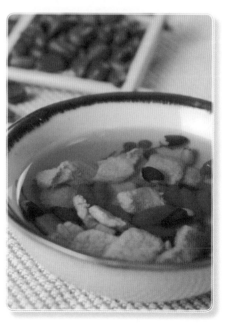

玉液汤

——益气生津，润燥止渴

适合阴虚火旺、气阴两虚型糖尿病患者。

原料：

山药30克，知母18克，黄芪15克，天花粉9克，五味子9克，鸡内金6克，葛根4.5克。

做法：

水煎服。

用法：

每日1剂，分3次服用。7剂为1个疗程。

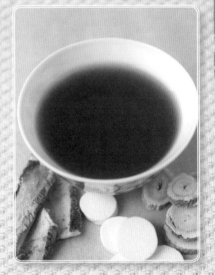

来源《医学衷中参西录》

妙方有理

本方为糖尿病中医治疗要方。

山药、黄芪补脾固肾、益气生津止渴；

知母、天花粉滋阴清热、生津养液、润燥止渴；

葛根清热生津止渴，与黄芪相配，升发脾胃清阳，输布津液而止渴；

玉液汤有升元气以止渴的功效，适合阴虚火旺、气阴两虚型糖尿病患者。

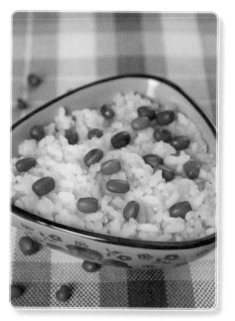

家庭食疗方

小米红豆饭 (260千卡)

原料 红小豆20克，玉米糁20克，大米20克，小米20克。

做法 ❶ 将红小豆洗净，提前用清水浸泡3小时；玉米糁、大米和小米淘洗干净。
❷ 将所有食材放入锅中，加入适量清水，煮至熟即成。

功效 降糖养胃，利尿除湿。

茭白肉丝 (157千卡)

原料 茭白100克，猪肉80克，玉米淀粉、蚝油、橄榄油、盐各适量。

做法 ❶ 将茭白剥去老皮，洗净后竖切成粗丝；猪肉洗净切丝。
❷ 猪肉丝中倒入蚝油和玉米淀粉，用手抓匀，腌渍10分钟。
❸ 炒锅烧热，倒入橄榄油，油热时下入猪肉翻炒至变色，下入茭白炒熟，调入盐即成。

功效 利尿止渴，补益气血，稳定血糖。

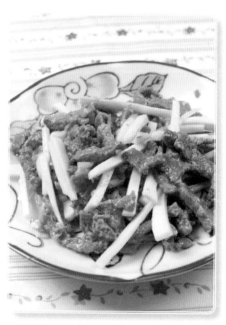

滋水清肝饮

——滋阴养血，清热疏肝

来源 《医宗己任编》

适合阴虚火旺、肝胃郁热型糖尿病患者。

原料：

熟地黄15克，山茱萸12克，山药12克，白芍12克，当归10克，酸枣仁10克，柴胡10克，茯苓10克，泽泻10克，牡丹皮10克，栀子10克。

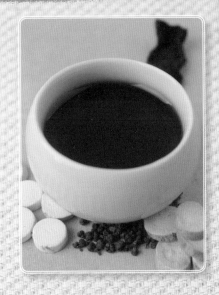

做法：

水煎服。

用法：

每日1剂，分2次服。

妙方有理

熟地黄入肝、肾经，可补血滋润、益精填髓，可用于治疗消渴症；

山茱萸可补益肝肾、生津止渴、固精缩尿；

白芍、当归、茯苓和泽泻有显著的降糖功效，与山药补益脾胃的功效相结合，非常适宜"三高"患者。

家庭食疗方

天冬排骨豆腐汤 (430 千卡)

原料 排骨 180 克，豆腐 120 克，天冬 20 克，盐适量。

做法 ❶ 将排骨洗净斩块，入沸水中焯去血水，捞出；豆腐洗净切块；天冬用清水浸泡片刻，捞出。

❷ 将除盐以外所有食材放入锅中，加入适量清水，小火炖 1 个半小时，出锅前调入盐即成。

功效 滋阴养血，降压降糖。

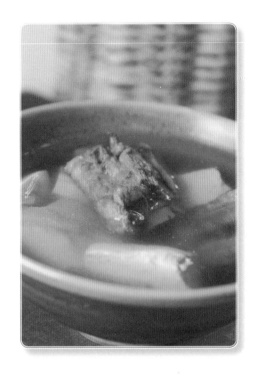

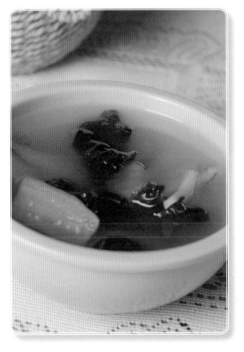

黄瓜木耳汤 (50 千卡)

原料 黄瓜 160 克，黑木耳 30 克，盐适量。

做法 ❶ 将黑木耳用清水泡发，去蒂洗净，撕成小朵；黄瓜洗净。

❷ 将黄瓜和黑木耳放入锅中，加入适量清水，大火煮沸，小火煮 8 分钟，调入盐即可。

功效 滋阴排毒，稳定餐后血糖。

消渴方

——泻火生津，安神消渴

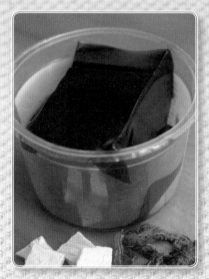

❋ 适合阴虚火旺、舌绛烦渴的糖尿病患者。

原料：

黄连粉50克，天花粉50克，生地黄粉50克，牛乳、藕汁、姜汁、蜂蜜各适量。

做法：

将前三味药材，掺入牛乳、藕汁、姜汁和蜂蜜，搅拌成膏状。

用法：

每日3次，每次6克，藕汁要保证新鲜。

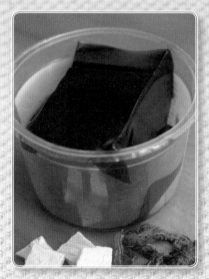

来源《丹溪心法》

妙方有理

黄连性味苦、寒，归心、肝、胃、大肠经，具有清热泻火、燥湿解毒等功效；

天花粉主治肺胃内热津伤、热病津伤之口渴或内热消渴；

生地黄也是适宜糖尿病患者的药材，可清热生津、凉血止血，多用于热病舌绛烦渴、阴虚内热、骨蒸劳热、内热消渴、吐血、发斑发疹等。

因此，消渴方适用于阴虚火旺、舌绛烦渴的糖尿病患者。

家庭食疗方

海带薏米绿豆汤 (365千卡)

原料 绿豆40克，水发海带80克，薏米40克。

做法 ❶ 将绿豆和薏米洗净，提前用清水浸泡1小时；海带洗净切丝。
❷ 将所有食材放入锅中，加入适量清水，大火煮沸，转小火煮半小时即成。

功效 降糖，止渴解暑。

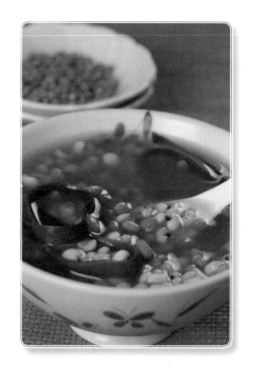

玉米须乌龙茶 (0千卡)

原料 玉米须8克，乌龙茶5克。

做法 将玉米须和乌龙茶放入茶壶中，沸水冲泡，闷3分钟即成。

功效 清热止渴，利水消肿，稳定血糖。

百合固金汤

——滋养肺肾，辅助降糖

适合阴虚火旺、气阴两虚型糖尿病患者。

来源《金匮要略》

原料：

百合12克，贝母12克，麦冬12克，熟地黄9克，生地黄9克，当归身9克，白芍3克，甘草3克，桔梗3克，玄参3克。

做法：

水煎服。

用法：

每日1剂，分2~3次于饭后饮用。

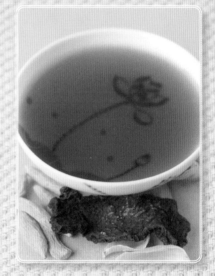

妙方有理

百合滋阴清热、润肺止咳，生地黄、熟地黄滋肾壮水，三药润肺滋肾；

麦冬甘寒，协百合以滋阴清热、润肺止咳，玄参清虚火，兼利咽喉；

当归治咳逆上气，白芍养血和血，贝母清热润肺，桔梗宣肺利咽、化痰散结；

甘草清热泻火，调和诸药。

🍵 家庭食疗方

二面馒头 (1500 千卡)

原料 玉米面（黄）300 克，小麦面粉 100 克，酵母 15 克，碱 1 克。

做法 ❶ 将玉米面和小麦面粉倒入盆内，加入酵母和水，和成面团，醒发，备用。

❷ 将发足的面团放在案板上，倒入碱，揉匀后搓成条，分成约 50 克一个的剂子，用手揉搓成馒头状。

❸ 将馒头生坯盖上湿洁布，醒约 10 分钟，再间隔均匀地码入屉内，放在沸水锅上，用旺火沸水蒸约 20 分钟，即可食用。

功效 稳定餐后血糖。

菠菜鸭血汤 (390 千卡)

原料 鸭血 200 克，菠菜 200 克，豆腐 160 克，枸杞子 6 克，香油、胡椒粉、盐各适量。

做法 ❶ 将鸭血洗净，切成片状；菠菜择洗干净，切段，入沸水中焯一下，捞出；豆腐洗净切块；枸杞子洗净待用。

❷ 锅内倒入适量清水，大火煮沸，下入鸭血和豆腐，再次煮沸后转中火煮 10 分钟，下入菠菜和枸杞子略煮，调入香油、胡椒粉和盐，搅拌均匀即可。

功效 清热凉血，滋阴降糖。

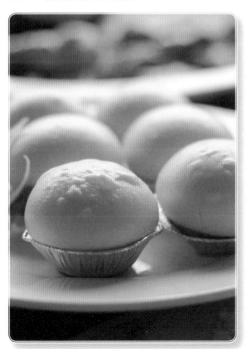

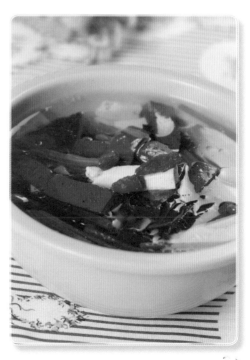

人参蛋清饮

——生津液，止消渴

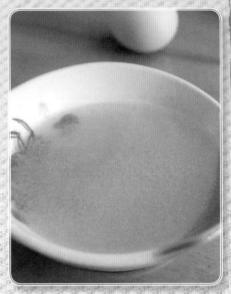

来源《本草纲目》

适合各种类型的糖尿病患者。

原料：

人参5克，鸡蛋1个。

做法：

1. 将人参研磨成粉末，鸡蛋去蛋黄取蛋清。

2. 将人参粉和蛋清混合在一起，打匀，加适量温水冲调，趁热饮用。

用法：

每天1次，晚饭前服用。

妙方有理

人参是糖尿病患者调养的常用药，有生津止渴、固元补气、安神益智等功效，可用于糖尿病患者的日常调养。

鸡蛋清有滋阴、清热解毒的功效，和人参同服，可促进药力运行，蛋清本身也有一定的降糖效果。

家庭食疗方

川贝母炖兔肉 (300千卡)

原料 川贝母15克，兔肉250克，姜片、葱段、料酒、盐各适量。

做法 ❶ 将兔肉洗净，切小块；川贝母拣去杂质洗净。

❷ 将兔肉、川贝母、姜片、葱段、料酒及适量水放入砂锅中，大火烧开后改小火炖熟，加适量盐调味即可。

功效 清热散结，保护神经系统。

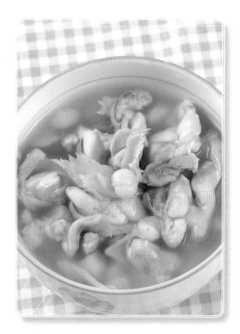

黄瓜鸡蛋炒木耳 (153千卡)

原料 嫩黄瓜100克，鸡蛋2个，黑木耳15克，盐、植物油各适量。

做法 ❶ 将黄瓜洗净，切成片；鸡蛋打散，搅匀；黑木耳用温水泡发，去蒂，撕成小朵。

❷ 锅中放油烧热，下入鸡蛋炒熟，盛出，下入黄瓜和黑木耳翻炒至将熟，倒入鸡蛋略炒，调入盐即可。

功效 清热解毒，生津润燥，降低血清胆固醇。

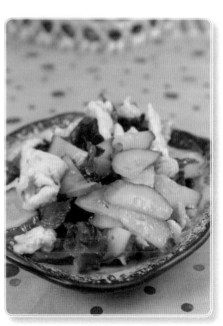

醴泉饮

——滋阴养肺，止咳降糖

适合气阴两虚型糖尿病患者。

来源《医学衷中参西录》

原料：

生山药 30 克，大生地黄 15 克，天冬 12 克，人参 12 克，玄参 12 克，生赭石（轧细）12 克，牛蒡子（炒，捣）9 克，甘草 6 克。

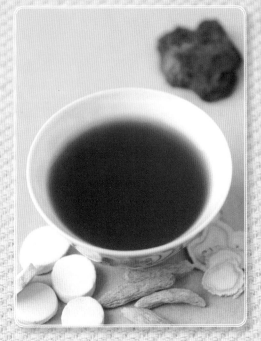

做法：

水煎服。

用法：

每日 1 剂，分 1~2 次服。

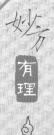

妙方有理

山药有降低血糖的作用，可用于治疗糖尿病；生地黄有清热凉血、养阴生津的功效，可消除口渴；

天冬、人参和甘草有降低血糖的功效，与牛蒡子散风热、宣肺、透疹解毒的功效相结合，在降糖的同时也可达到防治并发症的目的。

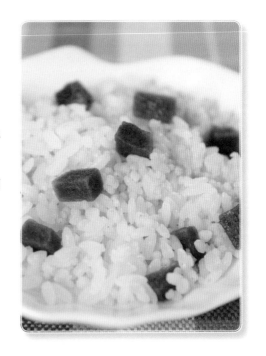

家庭食疗方

紫薯小米饭 (189 千卡)

原料 紫薯 50 克，小米 30 克，大米 50 克。

做法 ❶ 将小米、大米淘洗干净；将紫薯洗净，去皮切丁。

❷ 将小米、大米、紫薯倒入锅中，加入适量清水煮至饭成即可。

功效 滋阴养胃，稳定餐后血糖。

红烧带鱼 (320 千卡)

原料 带鱼 1 条（约 400 克），香菇 30 克，香醋 2 勺，生抽 2 勺，老抽 1/2 勺，淀粉、植物油、香菜段、盐、料酒、葱段、姜片、蒜、辣椒、胡椒粉各适量。

做法 ❶ 将带鱼去除表面白鳞、内脏洗净，切段，加入料酒、盐、葱段、姜片、少许胡椒粉拌匀腌渍，再将腌好的带鱼表面薄薄蘸上一层干淀粉。

❷ 蒜、香菇洗净去蒂切片，辣椒去籽切片待用；香醋、生抽、老抽 1/2 勺、水淀粉 2 勺调匀成味汁。

❸ 将油锅烧至六成热，放入带鱼炸至两面金黄色捞出，控油。

❹ 锅置火上，加少许油烧热，煸香葱、蒜，下入香菇翻炒至软，倒入炸好的带鱼，加入没过带鱼的凉开水，大火煮开，转小火倒入味汁，待汤汁浓稠时撒入辣椒片、香菜段即成。

功效 降低胆固醇，辅助降糖。

藿香养胃汤

——止消渴，健胃消食

◎ 适合气阴两虚夹湿或兼积滞的糖尿病患者。

来源《三因极一病证方论》

原料：

藿香 15 克，白术 15 克，白茯苓 15 克，神曲（炒）15 克，乌药（去木）15 克，缩砂仁 15 克，薏苡仁（炒）15 克，半夏曲 15 克，人参 15 克，荜澄茄 11 克，甘草（炙）11 克。

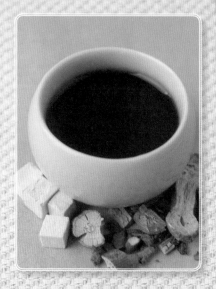

做法：

将上述药材磨为粗末。

用法：

每次 12 克，用水 220 毫升，加生姜 5 片、大枣 2 枚，同煎至 160 毫升，去渣取汁服用。

妙方有理

藿香温中开胃，人参补气扶元，白术健脾燥湿，半夏曲燥湿醒脾，茯苓渗湿气，神曲消滞气，乌药散浊气，荜澄茄温寒气，薏苡仁健脾渗湿，甘草和胃温中，砂仁醒脾调胃，生姜、大枣调和营卫以振气血，对于糖尿病患者来说，可以达到止消渴的功效。

🍵 家庭食疗方

大枣人参鸡汤 (310 千卡)

原料 母鸡300克，大枣6枚，人参10克，姜8克，盐、料酒各适量。

做法 ❶ 将母鸡整理干净，斩块，再次洗净待用；大枣洗净；姜去皮切片。

❷ 将母鸡、大枣、人参和姜片一同放入锅中，加入适量清水，倒入料酒，小火煲1个半小时，出锅前调入盐即可。

功效 阴阳双补，养血降糖。

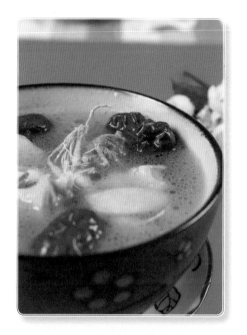

洋葱炒肉丝 (340 千卡)

原料 洋葱180克，猪瘦肉200克，彩椒、生抽、生粉、蚝油、蒜末、辣椒酱、盐、植物油各适量。

做法 ❶ 将猪瘦肉洗净，切成条状，用蒜末、生粉、生抽、辣椒酱腌渍；洋葱去皮切片，彩椒洗净切小片。

❷ 炒锅放油烧热，下入猪瘦肉炒至变色，调入蚝油，下入洋葱、彩椒翻炒，调入盐即可。

功效 降低血糖，促进食欲。

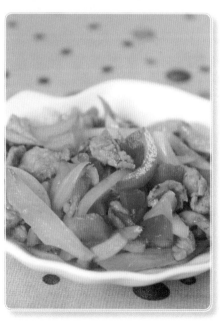

薯蓣丸

——培补胃气，防消渴

来源《金匮要略》

适合气阴两虚、阴阳两虚型糖尿病患者。

原料：

大枣（去核）240克，山药90克，甘草60克，地黄30克，桂枝30克，当归30克，六神曲（麸炒）30克，大豆黄卷30克，人参21克，阿胶21克，苦杏仁（去皮、炒）18克，白术（麸炒）18克，麦冬18克，川芎18克，防风18克，白芍18克，茯苓15克，柴胡15克，桔梗15克，干姜9克，白蔹6克。

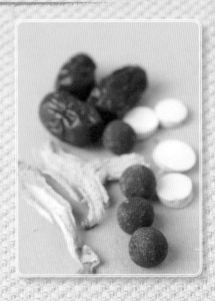

做法：

将上述21味药材研磨成细粉，过筛，混匀，每100g粉末加炼蜜125克，制成弹子大的蜜丸。

用法：

每日2次，每次2丸，用酒空腹送服。

妙方有理

薯蓣丸中的21味药材对五脏六腑有调剂和补养的作用，不仅可以止消渴，同样适用于恶性肿瘤、结核病、血液病、慢性胃病、慢性肝病、痿证等。而以酒送服，则是借酒的辛通，以促进药力更好更快地发挥作用。

家庭食疗方

红薯饭 (510 千卡)

原料 红薯 180 克，粳米 50 克。

做法 ❶ 将红薯削皮洗净，切成块状；粳米淘洗干净，用清水浸泡半小时。

❷ 将红薯和粳米放入锅中，加入适量清水煮至饭成。

功效 通便排毒，稳定餐后血糖。

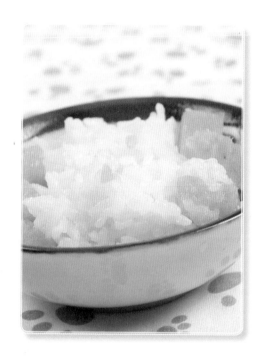

炒芦笋 (30 千卡)

原料 鲜芦笋 240 克，胡椒粉、盐、植物油各适量。

做法 ❶ 鲜芦笋削去根端老梗，斜切成段。

❷ 炒锅放油烧热，下入芦笋翻炒，调入胡椒粉和盐。

功效 清热利尿，降压降糖。

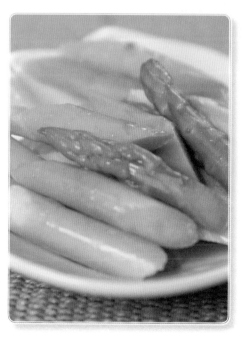

生地八物汤

——清热生津，主治中消

来源《医学心悟》

适合口渴严重、发热的糖尿病患者。

原料:

山药30克，麦冬15克，生地黄10克，牡丹皮10克，黄连6克，荷叶6克，黄芩6克，黄柏6克。

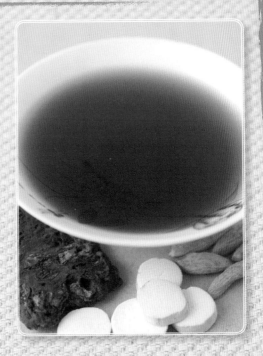

做法:

水煎服。

用法:

每日1剂，分3次服用。

妙方有理

本方养阴生津止渴，兼清肺胃郁热。

山药平补脾胃、固肾益精，有降低血糖的作用；

麦冬养阴生津，牡丹皮清热，两者搭配可消除糖尿病患者烦渴症状；

荷叶中的荷叶碱有降血压、降血脂的功效。

对症加减：女性患者如果出现痛经，去掉荷叶，加入当归、白芍即可缓解症状。

家庭食疗方

山药南瓜黑米饭 (210 千卡)

原料 山药 80 克，南瓜 80 克，黑米 40 克。

做法 ❶ 将黑米淘洗干净，用清水浸泡半小时；山药去皮洗净，切成块状；南瓜去皮去瓤，洗净后切块。

❷ 将上述所有食材放入锅中，加入适量清水，煮成饭即可。

功效 健脾养胃，清热降糖。

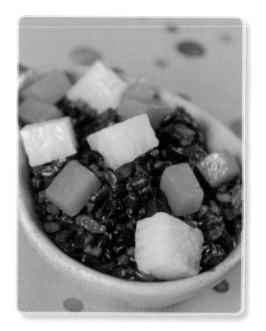

山药枸杞子薏米饭 (182 千卡)

原料 山药 80 克，枸杞子 8 克，薏米 50 克。

做法 ❶ 将薏米淘洗干净，用清水浸泡半小时；山药去皮洗净，切成小方块，用清水浸泡待用；枸杞子洗净待用。

❷ 将山药、薏米和枸杞子一同放入锅中，倒入适量清水，小火煮成饭。

功效 利尿除湿，益气健脾，稳定血糖。

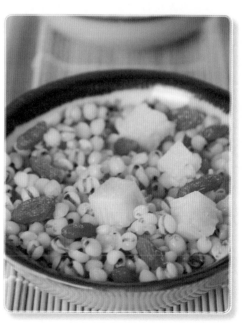

地骨皮饮

——养阴止渴，辅助降糖

適合口渴多饮、上焦烦热的糖尿病患者。

来源《圣济总录》

原料：

麦冬60克，地骨皮45克，土瓜根45克，天花粉45克，芦根45克，大枣7克。

做法：

将所有药材锉碎，如麻豆大。

用法：

每日用30克药材，加水1碗，煎至8分，去渣温服，不拘时候。

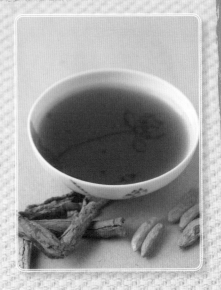

妙方有理

麦冬养阴生津、润肺清心，地骨皮清虚热、泻肺火、凉血，共为君药，作用于肺部；

土瓜根可清热解毒、泻热祛瘀、消肿散结、行血破瘀；

天花粉、芦根清热生津，降糖作用明显；

大枣健脾益胃，具有降压、抗肿瘤的作用，可同时保肝护肝，预防贫血。

家庭食疗方

绿豆百合汤 (157 千卡)

原料 绿豆 40 克，百合 20 克。

做法 ❶ 将绿豆洗净，提前用清水浸泡 3 小时；百合掰瓣洗净待用。

❷ 将绿豆和百合放入锅中，加入适量清水，煮熟即可。

功效 清热解毒，止渴生津。

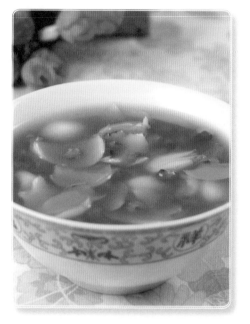

萝卜虾皮枸杞子汤 (57 千卡)

原料 白萝卜 100 克，虾皮 3 克，枸杞子 5 克，小葱 5 克，盐适量。

做法 ❶ 将白萝卜洗净，切成细条；小葱洗净切碎；枸杞子洗净待用。

❷ 锅里倒入适量清水，大火煮沸，下入白萝卜再次煮沸，下入虾皮和枸杞子煮 10 分钟，下入葱花略煮，出锅前调入盐即可。

功效 养肝明目，降糖降脂，预防早衰和白内障。

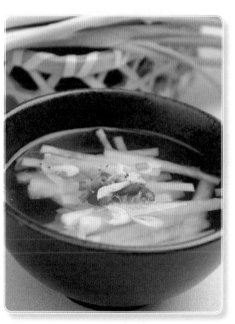

葛根粉粥

——清热除燥，降压降糖

适合口渴多饮的糖尿病患者。

原料：

葛根粉 15 克，粳米 50 克。

做法：

先将粳米洗净，用清水浸泡一夜，再与葛根粉混合，搅拌均匀，加水煮粥。

用法：

每日 1 次，可偶尔食用。

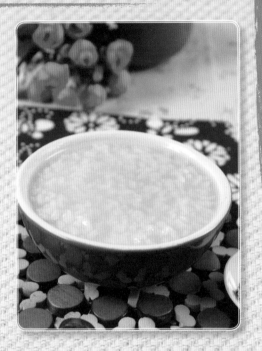

妙方有理

葛根有清热生津、除烦止渴的功效，所含葛根素有明显的降血糖作用，葛根所含的黄酮类化合物有降血脂作用，能降低血清胆固醇、甘油三酯；

粳米除烦、生津止渴、止泻、降低血压，可用于高血压、冠心病、老年性糖尿病、慢性脾虚泄泻、夏令口渴多饮等。

本方具有清热除燥、止消渴的功效，同时还可有效治疗糖尿病引起的胸中伏热、口干、心烦躁闷等症。

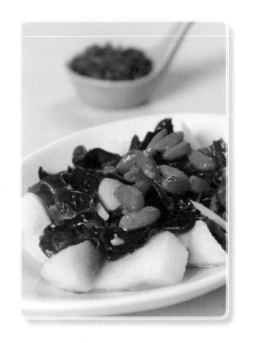

家庭食疗方

黑木耳枸杞子炒山药 (85 千卡)

原料 山药 100 克，黑木耳 20 克，姜 6 克，枸杞子 6 克，盐、植物油各适量。

做法 ❶ 黑木耳用清水泡发至回软，去蒂洗净后撕成小朵；山药去皮洗净，斜刀切块；姜去皮切丝；枸杞子洗净待用。

❷ 凉锅放油烧热，下入姜丝煸香，下入黑木耳和山药翻炒，下入枸杞子略炒，出锅前调入盐即可。

功效 安神健脑，滋补肝肾，降糖止渴。

海参枸杞子茯苓汤 (80 千卡)

原料 水发海参 50 克，茯苓 15 克，枸杞子 6 克。

做法 ❶ 海参洗净，切段；茯苓用清水浸泡片刻；枸杞子洗净待用。

❷ 将茯苓连同浸泡液一同放入锅中，倒入海参和枸杞子，大火烧开，小火煮半小时即成。

功效 改善肾功能，提高记忆力，防治糖尿病。

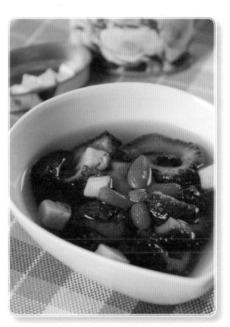

二仙汤

——温肾阳，补肾阴，止消渴

来源《兰室秘藏》

🍵 适合阴阳两虚型糖尿病患者。

原料：

仙茅9克，淫羊藿（仙灵脾）9克，巴戟天9克，当归9克，黄柏6克，知母6克。

做法：

水煎服。

用法：

每日1剂，分2次服用。

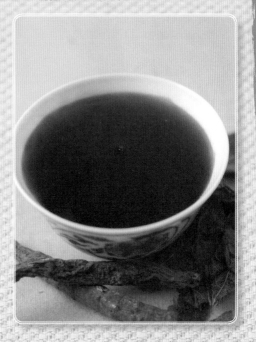

妙方有理

方中仙茅、淫羊藿（仙灵脾）、巴戟天温肾阳、补肾精；

黄柏、知母泻肾火、坚肾阴；

当归温润养血、调理冲任。

全方配伍特点是壮阳药与滋阴泻火药同用，以适应阴阳俱虚于下，而又有虚火上炎的复杂证候。由于方以仙茅、仙灵脾两药为主，因此得名"二仙汤"。

家庭食疗方

海带香菇汤 (12千卡)

原料 香菇40克，海带20克，盐适量。

做法 ❶ 将海带用清水泡发至回软，洗净切段；香菇洗净，对半切开。

❷ 将海带和香菇放入锅中，加入适量清水，大火烧开，小火煮熟，调入盐即可。

功效 降脂降糖，提高免疫力。

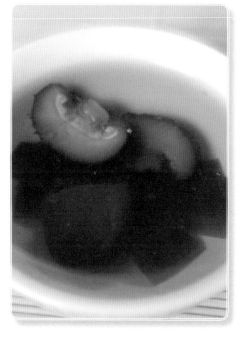

玉米燕麦南瓜团子 (179千卡)

原料 玉米糁40克，燕麦40克，南瓜40克。

做法 ❶ 将燕麦和玉米糁淘洗干净；南瓜去皮去瓤，切成块状。

❷ 将南瓜放入搅拌机内，加入少量开水打成糊。

❸ 将南瓜糊与玉米糁、燕麦混合，搅拌均匀，捏成团子，上锅蒸熟即可。

功效 稳定餐后血糖。

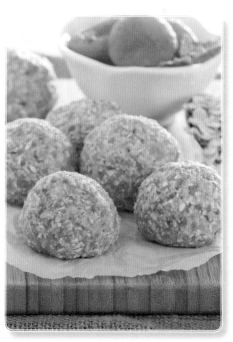

沉香散

——通调三焦，清上补下

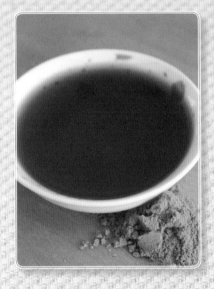

🌀 适合所有糖尿病患者。

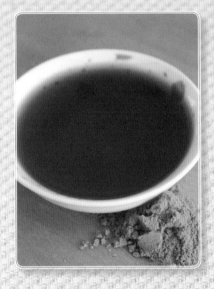

原料：

沉香 80 克，葛根 80 克，白扁豆（姜汁浸，炒去皮）20 克，茯苓 20 克，山药 20 克，人参 20 克，甘草（炙）20 克，莲子肉 20 克，砂仁 20 克，桔梗 20 克，薏苡仁（炒）20 克。

做法：

将上述药材研磨成末，用姜汤送服。

用法：

每次 6 克，每日 2 次。

来源《普济方》

妙方有理

沉香味辛、苦，温中降逆、行气止痛；葛根清热生津，能快速、平稳且持久地降低血糖和尿糖，两者共为君药，作用于三消患者。

白扁豆可促进胰岛素分泌，并能预防糖尿病慢性血管神经并发症。

人参、山药、炙甘草、薏苡仁、莲子肉具有不同程度的降糖作用。

桔梗不仅可以降糖，还能抑制食物性血糖上升。

家庭食疗方

冬笋黑木耳汤 (80千卡)

原料 冬笋120克，黑木耳20克，香菜6克，盐适量。

做法 ❶ 将冬笋洗净切片；黑木耳用清水泡发，去蒂洗净，撕成小朵；香菜洗净切碎。

❷ 锅内放入适量清水，大火煮沸，下入冬笋和黑木耳煮至将熟，下入香菜，调入盐即可。

功效 降血脂，软化血管，辅助降糖。

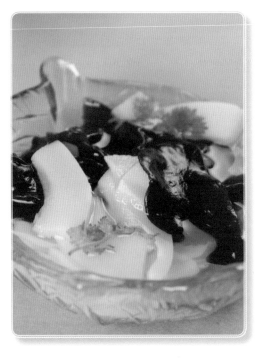

黑木耳芹菜汤 (60千卡)

原料 芹菜160克，黑木耳20克，香油、盐各适量。

做法 ❶ 将黑木耳用清水泡发，去蒂洗净，撕成小朵；芹菜择洗干净，切段。

❷ 锅内倒入适量清水，大火煮沸，下入芹菜和黑木耳煮熟，调入香油和盐即可。

功效 降血压，降血脂，降血糖。

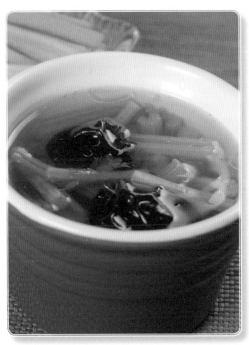

三神汤

——益气化痰，安神降糖

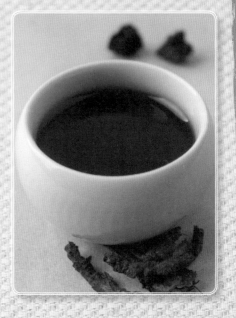

◎ 适合糖尿病兼有心烦失眠者。

原料：

乌梅肉 30 克，远志（去心，用甘草水煮过后用姜汁拌炒）30 克，枳实（去瓤）30 克。

做法：

上锉为散，每次取 12 克，与适量糯稻根（或白茅根）一同加水煎煮，去渣取汁。

用法：

不拘时服。

妙方有理

黄连、远志具有降血糖的功效；

枳实以理气消食为主，还有抗炎镇静的作用；

乌梅肉有消毒生津、降糖的功效，对于喜好饮酒的患者来说，还有解酒镇痛的作用。

对症加减：夏季服用此方可加黄连 15 克。

家庭食疗方

酸梅汤 (110 千卡)

原料 乌梅30克，山楂干50克，陈皮15克，甘草3克。

做法 ❶ 将全部材料用清水洗去浮尘，用清水浸泡半小时。

❷ 锅中加适量水，放入乌梅、山楂干、陈皮、甘草，用大火煮沸，转小火煮40分钟即可。

功效 生津止渴，降脂解腻。

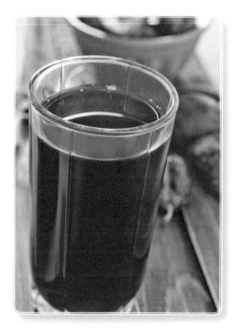

乌鸡安神汤 (150 千卡)

原料 乌鸡1只，花旗参须15克，玉竹15克，淮山药15克，莲子20克，大枣6枚，姜片、盐各适量。

做法 ❶ 将花旗参须、玉竹、淮山药、莲子放入砂锅中，加入适量清水煎煮，去渣取汁。

❷ 将乌鸡去头去屁股去内脏，切大块，洗净，入沸水中焯一下，捞出。

❸ 将中药汁倒入锅中，放入乌鸡、大枣和姜片，大火煮沸，小火煮1个半小时，调入盐即可。

功效 滋养肝肾，调节血脂，安神降糖。

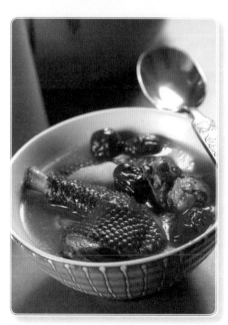

缩水丸

——止渴降压，降低血糖

☙ 适合口渴多饮、饮后不尿的糖尿病水肿患者。

原料：

黄连（去须）30克，甘遂（用麸炒透，至黄褐色）15克。

做法：

将黄连和甘遂研磨成末，水浸蒸饼为丸，如绿豆大。

用法：

每日1次，每次2丸，薄荷汤送下，不拘时候。

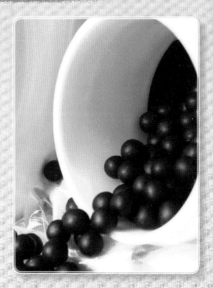

妙方有理

甘遂入肾、肺、大肠经，有泻水逐饮、消肿散结的功效，适宜糖尿病并发肾病、水肿等患者；

黄连清热泻火、燥湿解毒，可帮助患者改善体质。

家庭食疗方

薏米扁豆汤 (210千卡)

原料 扁豆180克，薏米50克。

做法 ① 将薏米淘洗干净，用清水浸泡1小时；扁豆剥皮洗净待用。

② 将薏米和扁豆放入锅中，加入适量清水煮至熟。

功效 降压利尿，健脾利水，降血糖。

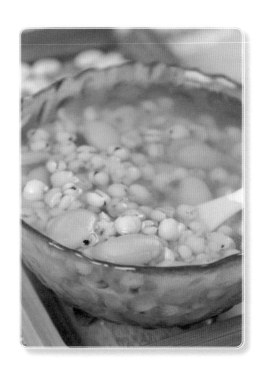

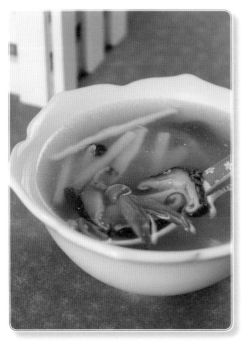

冬笋香菇黄花汤 (78千卡)

原料 冬笋100克，香菇40克，黄花菜30克，盐适量。

做法 ① 将冬笋洗净，切成细丝；香菇洗净，切成薄片；黄花菜用清水浸泡待用。

② 锅内倒入适量清水，大火煮沸，下入冬笋、香菇和黄花菜煮熟，调入盐即可。

功效 利水降压，降血糖。

左归丸

来源《金匮要略》

——滋补肾阴，养元益寿，止消渴

✍ 适合阴阳两虚、气阴两虚型糖尿病患者。

原料：

熟地黄240克，炒山药120克，枸杞子120克，鹿角胶120克，龟甲胶120克，菟丝子120克，山茱萸120克，川牛膝90克，蜂蜜适量。

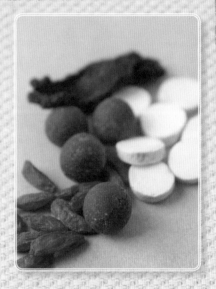

做法：

煎煮或蒸煮成膏，搓成药丸。

用法：

每日3次，每次9克（煎煮时可根据原配方酌情加减）。

妙方有理

熟地黄滋补肝肾，也有止消渴和防治便秘的功效；

山茱萸、枸杞子滋肝补肾、养阴益精，与熟地黄配合可增强滋补肾阴之功效；

山药健脾滋肾，可补养脾胃之阴；

鹿角胶、菟丝子、川牛膝和龟甲胶可滋补肾阴，对性欲低下的糖尿病患者有所帮助。

家庭食疗方

八宝饭 (80千卡)

原料 红小豆30克，莲子20克，龙眼肉20克，绿豆15克，糙米40克。

做法 ❶ 将红小豆洗净，用清水浸泡2小时；糙米淘洗干净，用清水浸泡半小时；莲子洗净去心；龙眼肉、绿豆洗净待用。

❷ 将所有食材放入锅中，加入适量清水，煮至饭熟。

功效 软化血管，防治糖尿病。

三黑豆浆 (57千卡)

原料 核桃仁30克，黑芝麻30克，黑米30克，黑豆30克。

做法 ❶ 将黑米和黑豆洗净，用清水浸泡1小时；黑芝麻洗净；核桃仁洗净，拍碎。

❷ 将所有食材放入豆浆机内，加入适量开水，打成豆浆，滤渣。

功效 滋补肝肾，降糖降压。

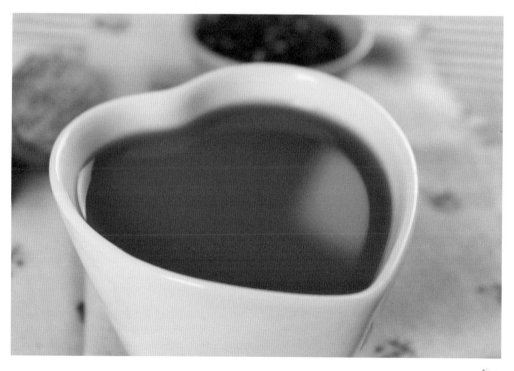

右归丸

——温补肾阳，填精止遗

来源《金匮要略》

适合肾阳虚型糖尿病患者。

原料：

熟地黄250克，炒山药120克，鹿角胶120克，菟丝子120克，杜仲（姜汁炒）120克，枸杞子120克，当归90克，山茱萸90克，肉桂60克，制附子60克。

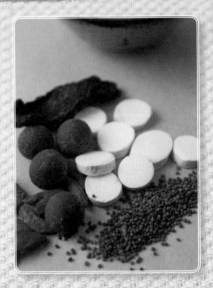

做法：

先将熟地黄蒸烂杵膏，加炼蜜为丸，如梧桐子大。

用法：

每日3次，每次6~9克，食前用淡盐汤送下。

妙方有理

制附子、肉桂、鹿角胶为君药，温补肾阳、填精补髓；

熟地黄、枸杞子、山茱萸、山药滋阴益肾、养肝补脾；

菟丝子温补肾阳、固精缩尿；

杜仲补益肝肾、强筋壮骨；

当归养血，与鹿角胶相配补养精血。

家庭食疗方

南瓜牛奶糊 (188 千卡)

原料 南瓜 200 克，牛奶 200 毫升。

做法 ❶ 将南瓜去皮去瓤，洗净后切块，上锅蒸熟后，搅拌成糊待用。
❷ 牛奶倒入锅中煮沸，下入南瓜糊，搅拌均匀即可。

功效 补肝肾，益精气，助阳提神。

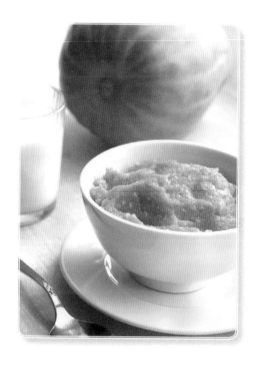

胡萝卜汁 (75 千卡)

原料 胡萝卜 300 克。

做法 将胡萝卜洗净切块，放入搅拌机内，加入适量凉白开，搅拌成汁，滤渣即可。

功效 养肝明目，清热利气，辅助降压、降糖。

玉泉丸

——清热生津，降低血糖

来源 《杂病源流犀烛》

适合上消患者。

原料：

天花粉 30 克，葛根 30 克，生地黄 15 克，麦冬 15 克，黄芩 10 克，五味子 6 克，山药 20 克，石斛 20 克。

做法：

水煎服。

用法：

每日 1 剂，分 2 次服。

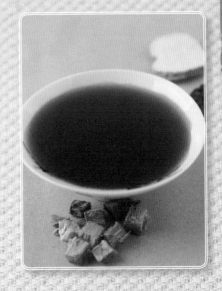

妙方有理

天花粉清热生津；葛根性凉，味甘、辛，清热生津、解表退热，有明显的降血糖作用，与天花粉同用，降糖作用更显著；

生地黄、麦冬、五味子、黄芩、石斛、山药都有不同程度的降糖功效。

家庭食疗方

鲫鱼南瓜汤 (147 千卡)

原料 鲫鱼1条，南瓜180克，盐适量。

做法 ❶ 将鲫鱼去鳞、去鳃、去内脏，冲去血水，洗净待用；南瓜去皮去瓤，洗净后切块。

❷ 将鲫鱼放入锅内，大火煮沸，下入南瓜，再次煮沸，转小火煮半小时，出锅前调入盐即成。

功效 清火祛湿，消肿降糖。

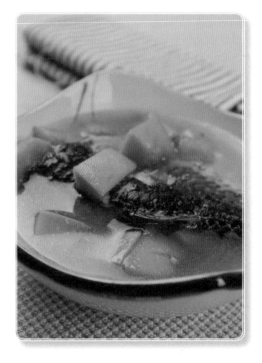

苦瓜拌南瓜 (40 千卡)

原料 苦瓜100克，南瓜100克，盐适量。

做法 ❶ 将苦瓜洗净，对半切开，去瓤，洗净后切段；南瓜去皮去瓤，洗净后切成小块。

❷ 锅内加水煮沸，分别下入南瓜和苦瓜煮熟，加盐拌在一起即可。

功效 降血脂，降血糖。

天花粉粥

——清热生津，消肿排脓

☞ 适合肺胃内热津伤的 2 型糖尿病患者。

来源《千金方》

原料：

天花粉 30 克，粳米 50 克。

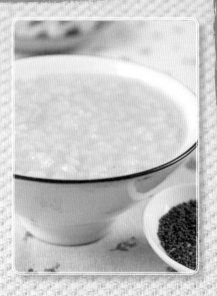

做法：

1. 将粳米淘洗干净，用清水浸泡半小时；将天花粉入水中煮半小时，煎好去渣取汁。
2. 将粳米下入天花粉汤中煮至粥成。

用法：

每日 1 次。

妙方有理

天花粉主要含天花粉蛋白和酶抑制剂类等成分，有清热生津的功效，主治肺胃内热津伤、热病津伤口渴或内热消渴。

临床试验证明，天花粉有降血糖的功效。

本方适用于糖尿病口渴明显者。

家庭食疗方

紫薯饭 (243 千卡)

原料 紫薯 50 克，大米 50 克。

做法 ❶ 将大米淘洗干净，用清水浸泡半小时；紫薯去皮洗净，切成小方块。❷ 将紫薯和大米一同放入锅中，加入适量清水煮成饭。

功效 稳定餐后血糖。

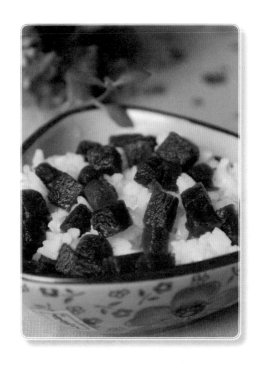

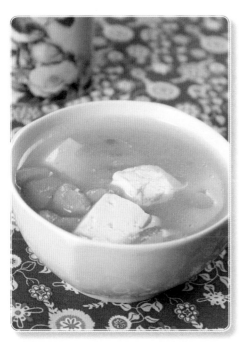

丝瓜豆腐鸡汤 (320 千卡)

原料 丝瓜 160 克，豆腐 160 克，鸡汤 300 毫升，盐适量。

做法 ❶ 将丝瓜洗净切块；豆腐洗净切块。❷ 将鸡汤倒入锅中，大火煮沸，下入豆腐和丝瓜煮熟，调入盐即可。

功效 生津止渴。

二冬汤

——养阴润肺，生津止渴

来源 《医学心悟》

适合口渴多饮的糖尿病患者。

原料：

天冬（去心）6克，麦冬（去心）9克，天花粉3克，黄芩3克，知母3克，荷叶3克，人参1.5克，甘草1.5克。

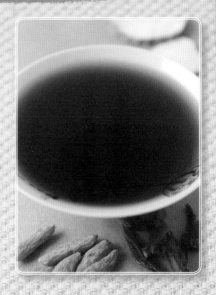

做法：

水煎煮。

用法：

每日1剂，分2次服。

妙方有理

麦冬有养阴生津的功效，适于内热扰心之证，以及温病邪热入营，身热夜甚、烦躁不安等症；

天冬、天花粉具有清热生津的功效，可达到生津止渴的目的，主要用于治疗上消之口渴多饮。

家庭食疗方

茭白炒肉丝 (330 千卡)

原料 茭白 250 克，鸡肉 150 克，大蒜 4 瓣，料酒、淀粉、生抽、盐、植物油各适量。

做法 ❶ 将鸡肉洗净，切丝，加盐、料酒和淀粉腌渍；茭白洗净，去老根和外皮，切丝备用；大蒜剁碎。

❷ 热锅放油，烧热后下入鸡肉丝炒至变色，拨到一边，倒入蒜末炒出香味后，再下入茭白丝翻炒数下，加入少许生抽、盐、水，炒熟即可。

功效 滋阴补肾，辅助降糖。

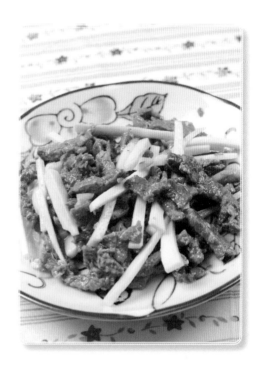

二冬汤 (110 千卡)

原料 冬菇 50 克，冬笋 150 克，料酒、味精、酱油、姜、湿淀粉、鸡汤、植物油、精盐各适量。

做法 ❶ 将冬菇用温水浸泡，待泡发后去杂洗净，切成两半；冬笋剥竹笋衣，切为两半，入沸水锅中焯透，切成厚片；姜去皮切块，用刀拍松。

❷ 锅内放入少量油，下入姜块煸炒，加入鸡汤、酱油、料酒、味精、精盐，烧沸后取出姜块，放入冬菇、冬笋，再沸改为小火焖烧一会儿，用湿淀粉勾稀芡，略煮即成。

功效 生津止渴，清热利水。

知母散

——除烦止渴，清泻肺火

🍵 适合烦渴不止的糖尿病患者。

原料：

知母30克，麦冬30克，黄芩3克，升麻3克，犀角屑3克，葛根3克，炙甘草3克，马牙硝45克。

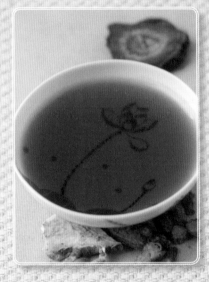

做法：

将上述药物混合均匀，打成粗粉，每次取12克左右，加1片生姜、淡竹叶14片，一碗水煎至6分，去渣取汁。

用法：

每日1次，不拘时温服。

来源《太平圣惠方》卷十七

妙方有理

知母善泻火，能滋肾阴、润肾燥而退骨蒸，故有滋阴降火之功，用于阴虚火旺、骨蒸潮热、消渴、盗汗、心烦等症；

黄芩清热燥湿、泻火解毒、止血、安胎、降血压，用于湿热痞满、黄疸、肺热咳嗽、高热烦渴等；

麦冬主治消渴，有清热生津的功效；

葛根生津止渴，能降低血糖；

甘草调和诸药；

诸药合用，可用于心热烦躁、口干颊赤的糖尿病患者。

生地黄瘦肉百合汤 (340 千卡)

原料 猪瘦肉 200 克，百合 20 克，生地黄 20 克，黑木耳 15 克，大葱 8 克，盐适量。

做法 ❶ 将猪瘦肉洗净，切丁；百合、生地黄洗净待用；黑木耳用清水泡发，去蒂洗净，撕成小朵；大葱洗净切段。

❷ 将生地黄放入锅中，倒入适量清水，大火煮沸，下入猪瘦肉、百合、黑木耳、大葱煮熟，出锅前调入盐即可。

功效 滋阴润肺，降糖降脂。

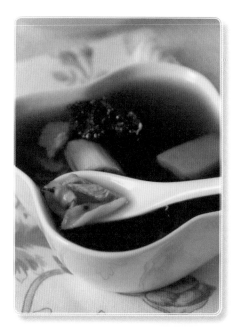

冬瓜鸽蛋汤 (189 千卡)

原料 冬瓜 200 克，鸽蛋 8 个，香菇 30 克，小葱 8 克，盐适量。

做法 ❶ 将冬瓜去皮去瓤，洗净切块；香菇洗净切片；鸽蛋打碎调好；小葱洗净切碎。

❷ 锅内倒入适量清水，大火煮沸，下入冬瓜、香菇煮至将熟，下入鸽蛋液和小葱略煮，调入盐即可。

功效 补肾益气，滋阴润燥，利水消肿，降血糖。

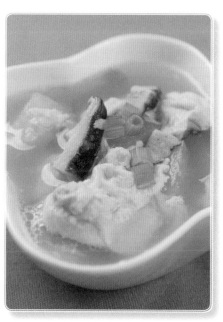

清心莲子饮

——清心火，交心肾，益气阴

来源《太平惠民和剂局方》

适合小便白浊、烦热消渴的糖尿病患者。

原料：

石莲子75克，茯苓75克，柴胡75克，黄芪（蜜炙）75克，人参（生晒参）75克，地骨皮30克，黄芩30克，车前子（炒）30克，麦冬30克，甘草30克。

做法：

除车前子以外的药材磨成粗粉，与车前子混匀。

用法：

每日2~3次，每次12克，用开水浸泡30分钟。

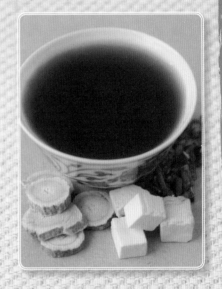

妙方有理

石莲子味甘涩、微苦，性寒，入脾、胃、心、肺经，有清湿热、开胃进食、清心宁神、涩精止泄的作用；

茯苓有利水、消肿、固精、安神、健脾胃等多种功能，可影响体内代谢，对电解质有调节作用，并能降低血糖；

柴胡和解表里、疏肝升阳；

人参、黄芪、地骨皮、麦冬等有降低血糖的作用；

甘草调和诸药，对五脏六腑都有补益。

家庭食疗方

黑白米饭 (230 千卡)

原料 黑米 30 克，大米 40 克。

做法 ① 将大米和黑米淘洗干净，用清水浸泡半小时。

② 将大米和黑米放入锅中，加适量清水煮至饭成。

功效 降血压，降血糖。

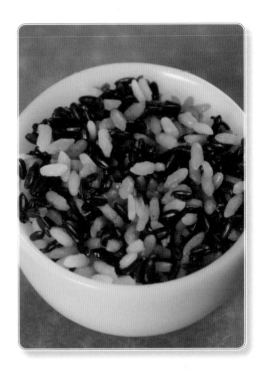

清炒芥蓝 (40 千卡)

原料 芥蓝 200 可，干辣椒 1 克，姜末、盐、植物油各适量。

做法 ① 将芥蓝择洗干净，切段备用；干辣椒洗净。

② 油锅烧热，下入干辣椒、姜末炝锅，下入芥蓝翻炒至熟，调入盐即可。

功效 降糖降脂，软化血管。

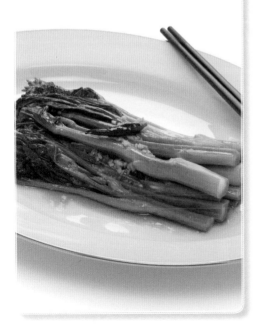

白虎加人参汤

——清热益气，生津降糖

✿ 适合燥热炽盛、气津两伤的糖尿病患者。

原料：

知母18克，石膏50克（碎，绵裹），炙甘草6克，粳米9克，人参10克。

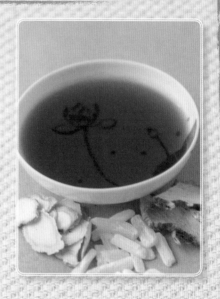

做法：

上5味，以水1升，煮至米熟汤成，去渣。

用法：

每日1剂，分3次服。

妙方有理

本方适用于气分热盛、气津受损的糖尿病患者。

石膏辛甘大寒，入肺、胃两经，功善清热泻火、除烦止渴，以除阳明气分之热；

知母苦寒质润，与石膏相须为用，可增强清热生津之功；

人参大补元气、生津止渴、安神益智，在白虎汤的基础上加人参，可以增强降糖效果，同时有助于固护气阴。

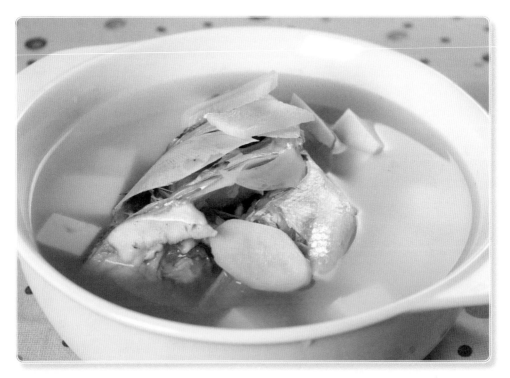

奶汤鲢鱼头 (462 千卡)

原料 鲢鱼头 300 克，豆腐 200 克，莴笋 160 克，姜 10 克，料酒、盐各适量。

做法 ❶ 将鲢鱼头挖鳃洗净，冲去血水；莴笋洗净切片；姜去皮切片；豆腐洗净切块。

❷ 将鲢鱼头、莴笋、豆腐和姜一同放入锅中，倒入料酒，加入适量清水，大火煮沸，小火煮 20 分钟，出锅前调入盐。

功效 滋阴补肾，辅助降糖。

素炒豌豆苗 (180 千卡)

原料 豌豆苗 500 克，蒜瓣 10 克，盐、香油、植物油各适量。

做法 ❶ 将豌豆苗择洗干净，切成小段，控干水分；蒜瓣剥皮，拍碎。

❷ 炒锅倒油烧热，加蒜炒香，下入豌豆苗快速翻炒，炒至变色变软，迅速调入盐，关火，淋上香油即成。

功效 清热去火，益气降糖。

三消汤

——益气养阴，清泄三焦

来源 《验方新编》

🐚 适合饮水不止的糖尿病患者。

原料：

党参3克，白术3克，当归3克，茯苓3克，生地黄3克，黄柏、知母、黄连、麦冬、天花粉、黄芩各2.1克，甘草1.5克。

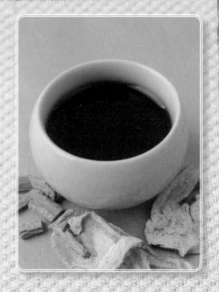

做法：

水煎服。

用法：

每日1剂，分2次服用。

妙方有理

三消，顾名思义即上消、中消、下消。

上消以多饮多渴为主，中消以消谷善饥为主，下消以多饮多尿为主；

方中党参、白术、茯苓、甘草健脾益气；

当归、生地黄滋阴养血；

知母、黄柏、黄芩、黄连育阴清热；

麦冬、天花粉生津止渴。

诸药配伍，通治上消、中消、下消之症。

🍵 家庭食疗方

茼蒿鸡蛋汤 (185 千卡)

原料 茼蒿 200 克，鸡蛋 2 个，香油、盐各适量。

做法 ❶ 将茼蒿择洗干净，切段；鸡蛋打散。

❷ 锅内倒入适量清水，大火煮沸，下入茼蒿略煮，淋入蛋液煮熟，滴入香油，出锅前调入盐即成。

功效 清热排毒，降压降糖。

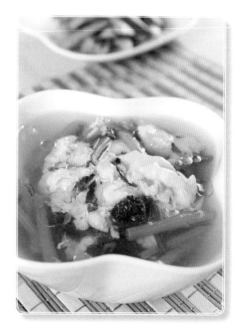

洋葱炒牛肉 (310 千卡)

原料 洋葱 120 克，牛肉 250 克，生抽、胡椒粉、鸡精、料酒、盐、植物油、姜丝各适量。

做法 ❶ 牛肉洗净切片，用生抽、鸡精、料酒、盐、姜丝腌渍；洋葱切丝。

❷ 油热时爆炒洋葱，将洋葱盛出，倒入腌好的牛肉翻炒，再加入洋葱，撒上胡椒粉即可。

功效 降糖降脂，杀菌防癌。

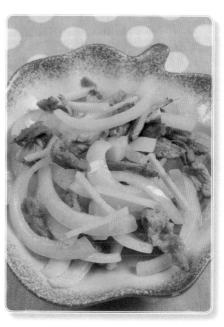

芦根散

——清热利尿，生津止渴

⊙ 适合烦躁、体热不能食的糖尿病患者。

来源 《太平圣惠方》

原料：

芦根（锉）30克，麦冬（去心）30克，人参（去芦头）15克，桑白皮（锉）3克，黄芩3克，赤茯苓30克，炙甘草15克。

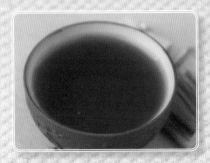

做法：

将上述药材捣筛为散。

用法：

每日1次，每次12克，用生姜少许、淡竹叶14片，加水煎煮，不拘时，温服。

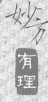

妙方有理

芦根性味甘寒，既能清透肺胃气分实热，又能生津止渴、除烦，故可用治热病伤津；

麦冬主治消渴，善治胃阴不足之舌干口渴、纳呆不饥等症，此外，还有防治便秘的功效；

人参能调节中枢神经系统，改善大脑的兴奋与抑制过程，使之趋于平衡，并有抗疲劳的作用；

桑白皮泻肺平喘；

黄芩可清热燥湿、泻火解毒、凉血止血，可降血糖、降血脂。

诸药合用，可用于烦躁、体热不能食的糖尿病患者。

火龙果银耳梨汤 (167 千卡)

原料 火龙果 300 克, 梨 100 克, 银耳 20 克, 枸杞子 6 克。

做法 ❶ 银耳用清水泡发, 去蒂, 撕成小朵; 火龙果对半切开, 取其中一半, 将果肉用勺子挖出; 梨去皮洗净, 切成块状; 枸杞子洗净待用。

❷ 锅内倒入适量清水, 下入银耳煮沸, 再下入梨和火龙果肉, 煮至将熟, 下入枸杞子略煮, 将煮熟的汤倒入火龙果果皮中, 待温热时直接食用。

功效 清热解毒, 养阴生津。

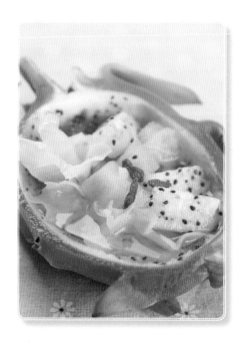

西瓜皮虾仁汤 (110 千卡)

原料 西瓜皮 100 克, 虾仁 100 克, 盐适量。

做法 ❶ 将西瓜皮洗净, 削皮, 切成条状; 虾仁洗净待用。

❷ 锅中倒入适量清水, 大火煮沸, 下入西瓜皮和虾仁煮熟, 调入盐即可。

功效 降压降糖, 清热生津。

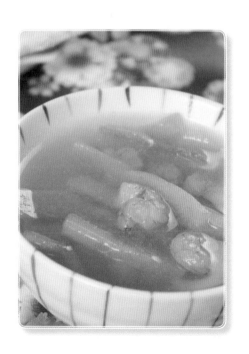

干葛饮

——清热除烦，生津止渴

👌 适合心胸烦闷、口渴咽干的糖尿病患者。

原料：

葛根60克，枳实（去白，麸炒）30克，栀子30克，淡豆豉30克，炙甘草15克。

做法：

上药研为细末，水煎服。

用法：

每次12克，加水煎至8分，不拘时，温服。

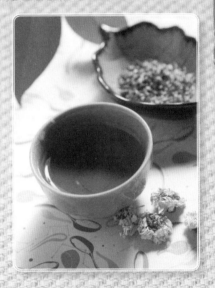

来源《证治要诀类方》

妙方有理

葛根所含的葛根素能降低血糖和血清胆固醇；

枳实能降低毛细血管通透性和脆性，还有退热止痒的功效；

栀子归心、肝、肺、胃、三焦经，多用于热病发热、心烦不宁等症，善泄热而除烦；

淡豆豉宣郁除烦，既能透散外邪，又能宣散肺胃之郁热；

炙甘草可调节机体免疫功能、抗肿瘤和止痛，还可调和诸药。

![家庭食疗方]

猪骨白菜粥 (540 千卡)

原料 白菜 40 克，猪骨 180 克，大枣 6 枚，大米 100 克，姜片、盐、鸡精各适量。

做法 ❶ 白菜洗净并将叶和帮分开；猪骨用清水浸泡、洗净；大枣去核；大米淘洗干净。

❷ 锅内放入猪骨，加水煮沸，撇去浮沫，放入大米、白菜帮、大枣和姜片，煮至粥黏稠。

❸ 放入白菜叶，调入盐和鸡精。

功效 补中益气，滋阴降糖。

黄豆苦瓜排骨汤 (440 千卡)

原料 排骨 200 克，苦瓜 180 克，黄豆 40 克，盐适量。

做法 ❶ 将黄豆洗净，提前用清水浸泡 4 小时；排骨斩块，入沸水中焯去血水，捞出待用；苦瓜去瓤，洗净切段。

❷ 将排骨放入锅中，倒入适量清水，大火煮沸，下入黄豆煮 1 小时，再下入苦瓜煮半小时，出锅前调入盐即成。

功效 降脂降糖，软化血管。

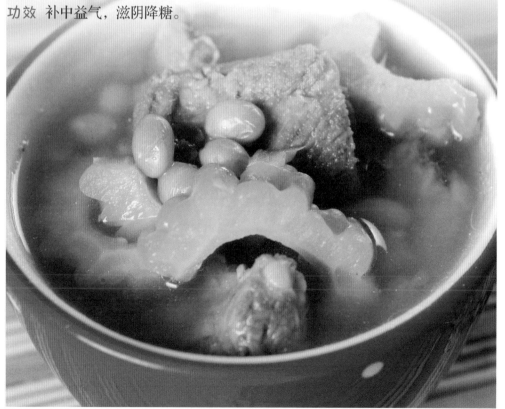

大黄丸

——泻热通便，生津降糖

来源 《太平圣惠方》

◎ 适合腹胀满、大便不畅或者便秘的糖尿病患者。

原料：

川大黄（锉碎，微炒）90克，天花粉30克，枳壳（麸炒微黄，去瓤）30克，槟榔30克，川芎1克，肉桂1克。

做法：

将上述药材研磨成末，炼蜜为丸，如梧桐子大。

用法：

每天1次，每次温水送服30丸。

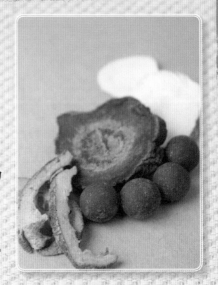

妙方有理

大黄具有抗感染、抗衰老、抗氧化、调节免疫、解热、降血脂、止血、抗胃及十二指肠溃疡、促进胰液分泌、抑制胰酶活性、降血糖、利胆、保肝、泻下作用；

天花粉主治内热消渴，常将其与滋阴药配合使用，对于糖尿病、肺热燥咳、疮疡肿毒有一定的功效；

枳壳理气宽中、化痰消积，主治胸膈痞满、胁肋胀痛、痰滞咳嗽、食积不化，对便秘也有治疗作用；

槟榔有杀虫、破积、下气、行水的功效；

川芎行气开郁、祛风燥湿、活血止痛；

肉桂性大热，味辛、甘，主治肾阳不足、小便频数等疾病。

🍵 家庭食疗方

生地黄党参排骨汤 (570 千卡)

原料 排骨 200 克，生地黄 20 克，党参 20 克，盐适量。

做法 ❶ 将排骨斩块，入沸水中焯去血水，捞出待用；生地黄、党参用清水浸泡半小时。

❷ 将生地黄、党参连同浸液一同倒入锅中，下入排骨，大火煮沸，转小火煮 1 小时左右，出锅前调入盐。

功效 养阴生津，补肾安神。

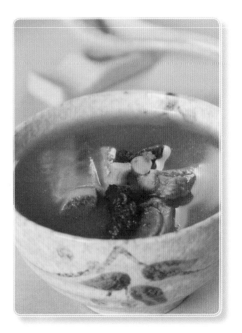

芦笋炒牛肉 (263 千卡)

原料 牛肉 180 克，芦笋 200 克，盐、植物油、葱花各适量。

做法 ❶ 将牛肉洗净切条；芦笋洗净切段。

❷ 凉锅放油烧热，放入葱花，爆出香味，再下入牛肉炒至变色，下入芦笋炒熟，调入盐即可。

功效 降糖降脂，增强抵抗力。

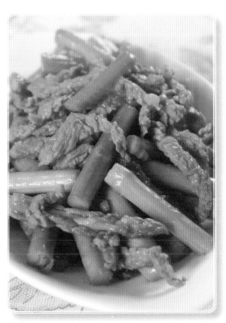

口含酸枣丸

——降低血糖，滋液缓下

来源《备急千金要方》

适合肺阴受损、口咽干燥的糖尿病患者。

原料：

酸枣仁750克，石榴子（干品）250克，麦冬125克，石蜜140克，葛根90克，覆盆子90克，乌梅100克，茯苓110克，天花粉110克，肉桂35克。

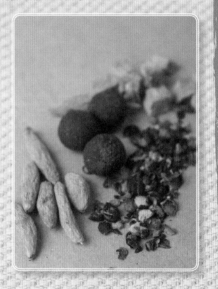

做法：

将上述药材研磨成粉，炼蜜为丸如梧桐子大。

用法：

口含，不拘时。

妙方有理

酸枣仁具有养心补肝、宁心安神、敛汗、生津的功效，主治虚烦不眠、惊悸多梦、体虚多汗、津伤口渴；

石榴子中的多酚有助于增强血管壁强度和改善循环，适合中风、糖尿病、关节炎以及长期抽烟的人；

麦冬性微寒，味甘、微苦，有养阴润肺、生津除烦的功效，主治阴虚肺燥之干咳、燥咳、劳热咯血等；

乌梅有排毒止渴的功效；

肉桂归肾、心、脾、肝经，香辣气厚，降而兼升，主治肾阳不足、畏寒肢冷，对于糖尿病患者肾阳不固所致阳痿遗精、小便不利等症状有显著改善作用。

家庭食疗方

苦瓜荷叶肉片汤 (170千卡)

原料 猪瘦肉150克，苦瓜100克，鲜荷叶40克，盐适量。

做法 ❶ 将猪瘦肉洗净切片；苦瓜对半切开，去瓤洗净，切片；鲜荷叶洗净切段。

❷ 锅内倒入适量清水，下入荷叶，大火煮沸，再下入猪瘦肉、苦瓜煮熟，调入盐即可。

功效 降糖消肿，补气养血。

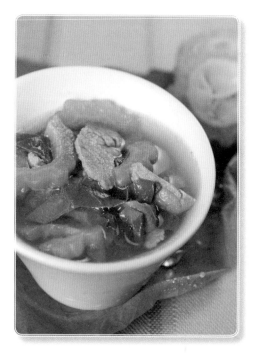

苦瓜炒蛋 (80千卡)

原料 苦瓜120克，鸡蛋1个，盐、植物油各适量。

做法 ❶ 将苦瓜洗净，去瓤切片，在清水中浸泡片刻；将鸡蛋打散，搅拌均匀。

❷ 炒锅放油，油热时倒入鸡蛋翻炒，再下入苦瓜，翻炒片刻，调入盐即可。

功效 防治糖尿病，生津消暑。

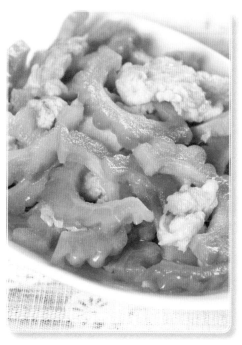

川黄连丸

——清热降火，消肿排脓

来源《仁斋直指方论》

适合口渴烦躁，并发皮肤病的糖尿病患者。

原料：

川黄连150克，天花粉8克，麦冬（去心）8克。

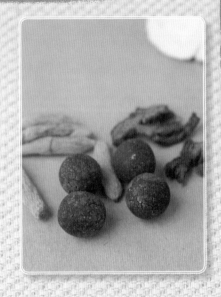

做法：

将上述药材研磨成末，与生地黄汁和牛乳汁混合，搓成梧桐子大的丸。

用法：

每日1次，每次30丸，可用粳米汤送服。

妙方有理

黄连的主要功效是泻火燥湿、解毒；

天花粉清热生津、消肿排脓，用于热病烦渴、肺热燥咳、内热消渴、疮疡肿毒，此外，天花粉中分离出的5种聚糖成分能降低血糖；

麦冬养阴生津、润肺清心，用于肺燥干咳、虚劳咳嗽、津伤口渴、心烦失眠、内热消渴等。

🍵 家庭食疗方

胡萝卜荸荠汤 (138 千卡)

原料 胡萝卜100克,荸荠200克,盐、香菜各适量。

做法 ❶ 将胡萝卜和荸荠去皮洗净,胡萝卜切块,荸荠切半;香菜洗净切段备用。

❷ 把胡萝卜、荸荠放入锅中,加入适量清水,用大火煮沸,再改小火炖1小时,加入盐调味后撒上香菜即可。

功效 滋阴润燥,辅助降糖。

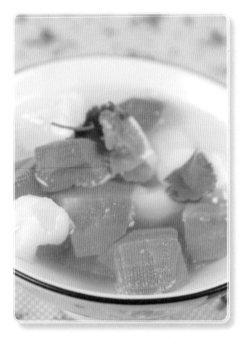

荷叶绿豆汤 (320 千卡)

原料 鲜荷叶1张,绿豆100克。

做法 ❶ 将绿豆洗净,放入锅中加清水熬成绿豆汤。

❷ 出锅前,将整张荷叶盖在绿豆汤上,5分钟后扔掉荷叶,取绿豆汤即可。

功效 清热解毒,降脂降糖。

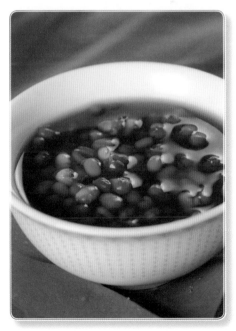

子童桑白皮汤

——泻肺平喘，生津止渴

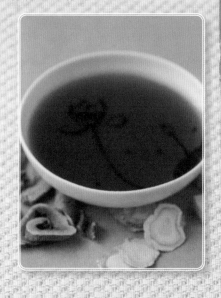

来源《三因极一病证方论》

🔑 适合三消渴病、四肢倦怠的糖尿病患者。

原料：

童根桑白皮（即未移栽者，去粗皮，晒干，不焙）30克，茯苓30克，人参30克，麦冬（去心）30克，葛根30克，山药30克，肉桂30克，甘草15克。

做法：

上药锉为散，用水煎至7分，去渣取汁。

用法：

每日1剂，不拘时，温服。

妙方有理

桑白皮泻肺平喘、利水消肿，有修复受损组织细胞、淡化瘢痕之功效，还可使血压下降；

茯苓健脾和胃、宁心安神，对电解质平衡有调节作用，并能降低血糖；

人参中含有人参皂苷和人参多糖，尤其是人参皂苷有明显的降血糖作用；

麦冬有益胃生津、清心除烦的功效，主要适用于肝胃郁热、阴虚火旺型糖尿病患者。

肉桂、葛根、山药和甘草配合具有健脾养胃、降脂降压的功效。

🍵 家庭食疗方

百合炒莴笋 (70 千卡)

原料 莴笋 200 克，鲜百合 100 克，彩椒 20 克，盐、植物油各适量。

做法 ❶ 将莴笋洗净切片；鲜百合洗净，掰开；彩椒洗净切段。

❷ 凉锅放油烧热，下入莴笋翻炒片刻，再下入百合和彩椒炒熟，调入盐。

功效 清热利尿，稳定血糖，降低血压。

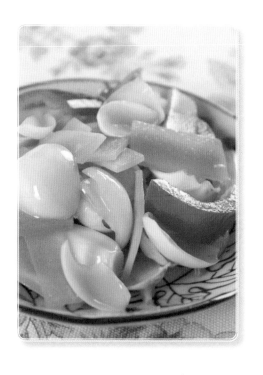

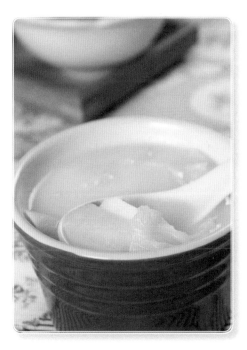

奶汤茭白 (270 千卡)

原料 茭白 200 克，牛奶 500 毫升，盐适量。

做法 ❶ 将茭白洗净，剥皮去根，切片。

❷ 将牛奶倒入锅中，大火煮沸，下入茭白煮熟，调入盐即可。

功效 治烦热，降血糖。

陈橘皮散

——通阳利水，止消渴

☜ 适合饮水过多、痰多咳嗽、心腹胀满的糖尿病患者。

来源《太平圣惠方》

原料：

陈（橘）皮20克，诃黎勒皮10克，赤茯苓10克，桂心10克，大腹皮10克，川芎10克，枳壳10克，赤芍10克，甘草1克。

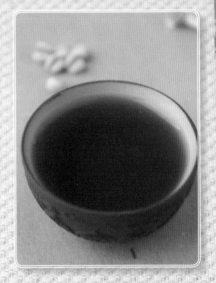

做法：

上药磨成粗粒，每次取10~15克，加水1碗、生姜1片，煎至6分。

用法：

每天3次，每次1剂，饭前服用。

妙方有理

陈（橘）皮具有健脾和胃、行气宽中、降逆化痰的功效；

诃黎勒皮的主要作用是下气消食；

赤茯苓行水燥湿、建中和脾；

大腹皮行气宽中、利水消肿；

川芎有行气开郁的作用；

枳壳理气宽中，赤芍清热凉血，甘草调和诸药。

诸药合用，除了有利水止消渴的功效以外，还可以宽中和脾，缓解糖尿病患者腹部胀满等症状。

🍵 家庭食疗方

猪蹄黄豆汤 (1100 千卡)

原料 猪蹄 250 克，黄豆 200 克，葱段、姜片、黄酒、盐各适量。

做法 ❶ 猪蹄用沸水烫后拔净毛，刮除浮皮，剁块；黄豆用清水浸泡 1 小时。
❷ 猪蹄、姜片加水煮沸，撇去浮沫，下入黄酒、葱段及黄豆，焖煮至肉熟汤香，调入盐即可。

功效 滋阴补阳，辅助降糖。

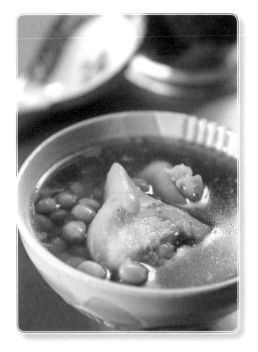

莴笋花生豆皮汤 (318 千卡)

原料 菠萝 100 克，豆皮 160 克，香菇 80 克，花生仁 50 克，香菜 5 克，盐适量。

做法 ❶ 将菠萝去皮，洗净，切小丁，放入淡盐水中浸泡片刻，捞出洗净，沥干水分；豆皮洗净，切成宽条；香菇洗净切丁；花生洗净待用；香菜洗净切碎。
❷ 锅内倒入适量清水，大火煮沸，下入菠萝、香菇、豆皮和花生煮半小时，下入香菜，调入盐即成。

功效 健脾养胃，稳定血糖。

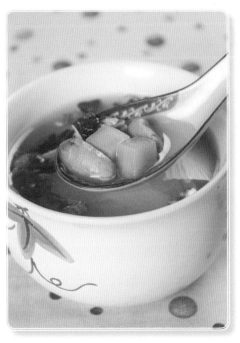

合治汤

——滋阴补肾，生津止渴

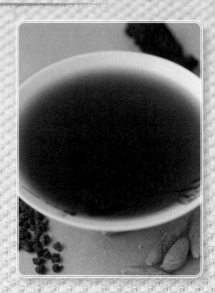

来源 《石室秘录》

◯◡ 适合三消患者。

原料：

熟地黄 30 克，山茱萸 20 克，麦冬 20 克，玄参 10 克，车前子 5 克。

做法：

水煎服。

用法：

每日 1 剂，分 2 次服。

妙方有理

熟地黄味甘，性温，归肝、肾经，主要功能是滋阴补血、益精填髓，用于肝肾阴虚、腰膝酸软、盗汗遗精、内热消渴、须发早白等症；

山茱萸与熟地黄共同作用于肝、肾，达到补益肝肾、涩精固脱的功效，此外，山茱萸能增强机体的抗应激能力，其醇提物还有降血脂作用，可降低血清甘油三酯、胆固醇的含量，抗动脉硬化；

玄参、麦冬和车前子共奏清热养阴生津的功效，可降血糖，还可预防便秘。

金针菇炖豆腐 (70千卡)

原料 金针菇50克，豆腐100克，香葱、盐、香油各适量。

做法 ❶ 将金针菇洗净切成段；豆腐入沸水中略煮，捞出沥水，切成小方块；香葱洗净切段。

❷ 将金针菇、豆腐放入砂锅，加适量清水炖至烂熟，加盐、香葱，淋上香油即可。

功效 降脂降糖，提高记忆力。

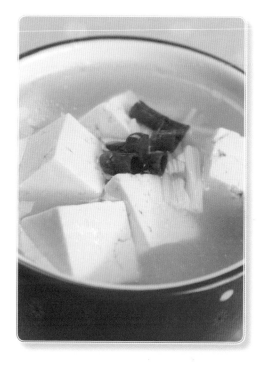

首乌煮蛋 (68千卡)

原料 鸡蛋1个，制何首乌20克，大枣3枚。

做法 ❶ 将鸡蛋连壳放入开水中煮至将熟，剥去外壳备用。

❷ 将制何首乌倒入锅中，大火煮沸，下入鸡蛋和大枣，小火煮半小时即成。

功效 滋补肝肾，辅助降糖。

赤芍药汤

——清热凉血，养阴生津

适合脾瘅脏热、引饮不止的糖尿病患者。

原料：

赤芍 30 克，生干地黄（焙）30 克，大黄（铿，炒）15 克，甘草（炙）15 克。

做法：

上药粗捣筛。

用法：

每次 4 克，煎至 7 分，去渣，温服。

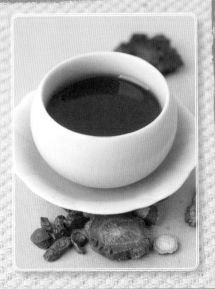

来源《圣济总录》

妙方有理

赤芍味苦，性凉，有清热凉血、活血散瘀的功效，主治温热病热入营血之发热、红斑、皮疹、舌质红绛，血热妄行之吐血、衄血，闭经，跌打损伤，疮疡肿毒等病症。赤芍煎液具有较强的防治血栓形成的作用，可显著抑制血小板血栓和纤维蛋白血栓的形成。

生地黄味甘，性寒，归肝、肾经，有滋阴补血、益精填髓的功效，能够保护心脑血管、增强机体免疫功能、抗氧化、抑制血栓形成。

大黄具有抗感染、抗衰老、抗氧化、调节免疫、抗炎、解热、抗病原微生物、降血脂、止血、抗胃及十二指肠溃疡、促进胰液分泌、抑制胰酶活性、利胆、保肝、泻下作用。

甘草补脾益气，缓急解毒，调和诸药。

🍵 家庭食疗方

苹果葡萄汁 (147 千卡)

原料 葡萄 180 克，苹果 180 克。

做法 ❶ 将苹果洗净，对半切开，去核切块；葡萄洗净。

❷ 将苹果和葡萄一同放入搅拌机内，倒入适量凉白开，打成汁，滤渣。

功效 生津清热，养胃健脾。

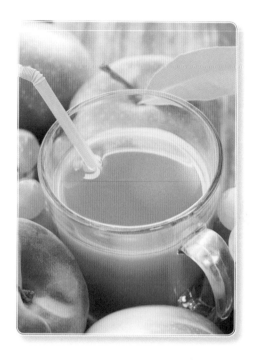

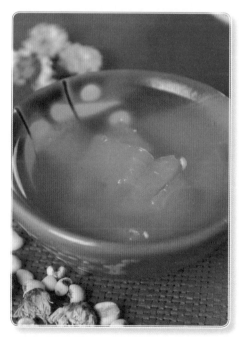

冬瓜薏米菊花汤 (165 千卡)

原料 冬瓜 200 克，薏米 40 克，菊花 8 克，盐适量。

做法 ❶ 将薏米淘洗干净，用清水浸泡半小时；冬瓜去皮去瓤，洗净后切片。

❷ 锅内倒入适量清水，下入菊花煮沸，捞出，下入薏米和冬瓜煮熟，出锅前调入盐即成。

功效 利水消肿，除湿健脾。

赤茯苓汤

——利湿消肿，健脾益气

来源《太平圣惠方》

🍵 适合痰湿瘀阻型糖尿病患者。

原料：

赤茯苓30克，紫苏子30克，白术30克，前胡（去芦头）30克，人参（去芦头）30克，炙甘草15克，陈皮（汤浸，去白瓤，焙）0.9克，肉桂0.9克，木香0.9克，槟榔0.9克。

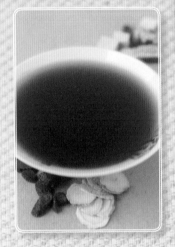

做法：

将上述药材捣筛为散，每次9克，用生姜少许、大枣3枚，以水煎煮。

用法：

每日1次，不拘时，温服。

妙方有理

赤茯苓药性平和，利湿而不伤正气，有利水渗湿、健脾化痰、宁心安神、败毒抗癌的功效。其所含的茯苓酸具有增强机体免疫力、镇静、降血糖等作用。

紫苏子味辛性温，入肺、脾经，有解表散寒、行气和胃、平喘、润肠的作用，用于痰壅气逆、咳嗽气喘、肠燥便秘、风寒感冒等，有降血脂、降血压的功效。

白术甘温补虚，苦温燥湿，主归脾、胃两经，既能补气以健脾，又能燥湿利尿，可用于治疗痰饮、水肿、带下等症状，对肝脏也有保护作用。

前胡能散风清热、降气化痰，用于外感风热、肺热痰郁、咳喘痰多、痰黄稠黏、呃逆食少、胸膈满闷。

木香可行气滞、止泻痢、理气疏肝，有抗菌作用，起到消炎护肝的作用。

诸药合用，适合痰湿瘀阻型糖尿病患者。

番茄荸荠汁 (146千卡)

原料 番茄200克，荸荠200克。

做法 ❶ 将番茄洗净切块；荸荠洗净去皮。

❷将番茄和荸荠一同放入搅拌机内，倒入适量凉白开，打成汁，滤渣取汁。

功效 止消渴，健脾益气。

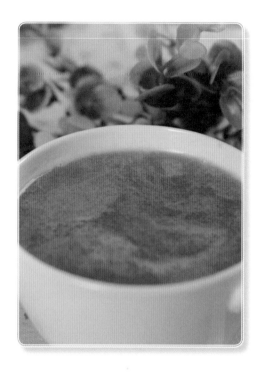

绿豆薏米汤 (241千卡)

原料 绿豆、薏米各50克。

做法 ❶ 将绿豆清洗干净，用清水浸泡4小时；薏米淘洗干净，用清水浸泡2小时。

❷将绿豆和薏米加水煮熟即可。

功效 利尿消肿，解毒益气，健脾降糖。

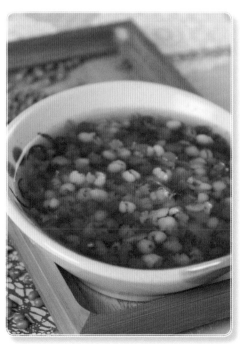

五味饮

——滋阴清热，补肾纳气

◎ 适合肝肾阴虚型糖尿病患者。

来源《普济方》

原料：

五味子（糯米炒）15克，茯苓（用天花粉煮）15克，沉香（不见火）6克。

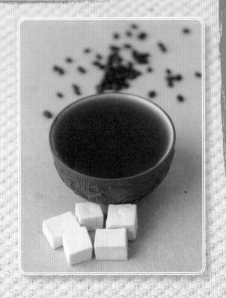

做法：

上药捣碎，用糯米根煎服。

用法：

每日1剂，分2次服。

妙方有理

方中五味子味甘、酸，性温，具有益气生津、补肾养心、收敛固涩的作用。用于气虚津伤，体倦多汗，短气心悸；肺气不足或肺肾两虚所致喘咳，或喘咳日久，肺气耗伤；心阴不足，心悸怔忡，失眠健忘；肾气不固，遗精，尿频，或脾肾两虚，久泻不止。

茯苓味甘、淡，性平，能渗湿利水、健脾和胃、宁心安神，具有降糖的功效；

沉香味辛、苦，性温，入胃、脾、肾经，具有行气止痛、温中降逆、纳气平喘的功效，与五味子共奏补肾纳气之功效。

诸药合用，可用于肝肾阴虚型糖尿病患者。

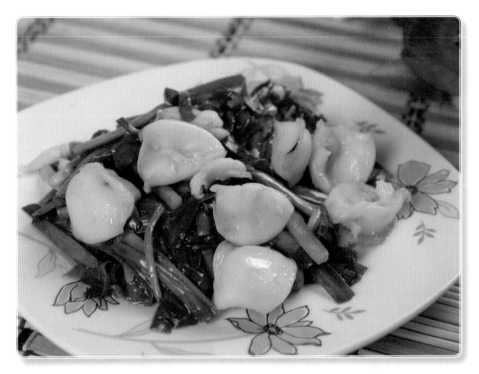

番茄圆白菜炒木耳 (118 千卡)

原料 圆白菜200克，番茄200克，水发黑木耳100克，葱末、姜末、蒜末、生抽、鸡精、料酒、盐、植物油各适量。

做法 ❶ 圆白菜洗净切丝，焯水捞出；番茄洗净切小块；黑木耳洗净，撕成小朵。

❷ 油热下入葱末、姜末、蒜末爆香，下入黑木耳翻炒片刻，下入圆白菜和番茄略炒，调入生抽、鸡精、料酒和盐即可。

功效 降脂降压，补肾壮阳。

墨鱼仔炒韭菜 (210 千卡)

原料 墨鱼仔200克，韭菜200克，盐、植物油各适量。

做法 ❶ 将墨鱼仔洗净，用清水浸泡待用；韭菜洗净切段。

❷ 炒锅倒油烧热，下入墨鱼仔翻炒，再下入韭菜炒熟，调入盐。

功效 滋阴补肾，保肝健脾。

苁蓉丸

——补肾益精，抗炎降脂

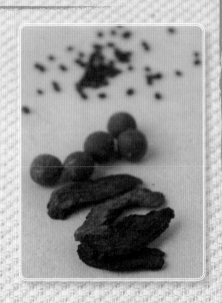

来源《普济方》卷一七八

☞适合肾阳不足型糖尿病患者。

原料：

肉苁蓉、五味子、山茱萸各等分。

做法：

将上述药材研磨为细末，炼蜜为丸，如梧桐子大。

用法：

每次10丸，每日2次，盐汤送下。

妙方有理

方中山茱萸和五味子都有降血糖的作用。

山茱萸味酸、涩，性微温，归肝、肾经，主要功效是补益肝肾、涩精固脱，此外还有强心作用；

五味子能促进肝脏解毒过程，保护肝脏免受毒害，并能促进因滥用酒精、药物或肝炎而受损的肝脏组织的再生，五味子还有补肾的作用；

肉苁蓉可补肾阳、益精血、润肠通便，常用于肾阳不足、精血虚亏、阳痿或不孕、腰膝酸软、便秘等的治疗，另外还能增强人体免疫力、降低血压、抗动脉粥样硬化等。

诸药合用，适合肾阳不足型糖尿病患者。

家庭食疗方

紫菜白萝卜汁 (65 千卡)

原料　紫菜 30 克，白萝卜 200 克。

做法 ❶ 将紫菜洗净，剪碎；白萝卜去皮，洗净，切成丁。

❷将紫菜和白萝卜丁一起放入搅拌机内，加入适量的凉白开，搅拌成汁。

功效　降压降脂，预防肿瘤，补肾养心。

牡蛎肉大枣汤 (102 千卡)

原料　鲜牡蛎肉 100 克，大枣 6 枚，姜 10 克，盐适量。

做法 ❶ 将牡蛎肉洗净；姜去皮切片；大枣洗净。

❷将除盐之外所有食材放入锅中，加入适量清水，大火煮沸，小火煮 20 分钟，出锅前调入盐。

功效　滋阴益血，养肝补肾，降压。

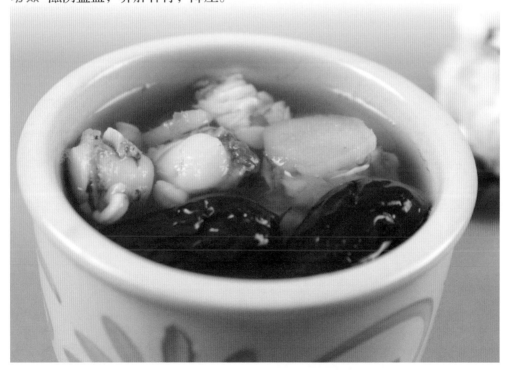

补肾地黄丸

——滋肾阳，降虚火，明眼目

来源《丹溪心法附余》

◎ 适合脾肾阳虚型糖尿病患者。

原料：

黄柏（锉，同地黄晒干）500克，生地黄（酒浸2日，蒸烂研膏与柏拌，晒干）250克，白茯苓125克，熟地黄（酒浸）60克，天冬（去心）60克，人参60克，甘菊花60克，鼠苓（酒炒）30克，当归（酒洗）30克，枳壳（去瓤）30克，麦冬（去心）30克，生黄苓30克。

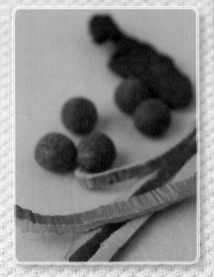

做法：

将上述药材磨为粉末，制作为水丸，如梧桐子大。

用法：

每天1次，每次30丸，空腹盐酒送下。

妙方有理

黄柏归肾、膀胱、大肠经，主要功效是清热燥湿、泻火解毒，用于湿热泻痢、黄疸、带下、热淋、脚气、痿痹、骨蒸劳热、盗汗、遗精、疮疡肿毒等症，对慢性肾炎也有辅助治疗的效果。

生地黄和熟地黄都可养阴生津，用治阴虚津亏，两者的区别在于：生地黄长于养心肾之阴，血热阴伤及阴虚发热者多用；熟地黄养血滋阴、填精益髓，精髓亏虚者多用，是补肾不可或缺的药材。

茯苓、人参和麦冬在本方中可起到降糖作用。

海带薏米绿豆汤 (223 千卡)

原料 干海带 10 克，绿豆 40 克，薏米 40 克。

做法 ❶ 将绿豆洗净，提前用清水浸泡 3 小时；薏米淘洗干净，用清水浸泡半小时；海带用清水泡发至回软，洗净切丝。

❷ 将所有食材放入锅中，加入适量清水，大火煮沸，转小火煮 20 分钟即成。

功效 降血糖，防止肾功能衰竭。

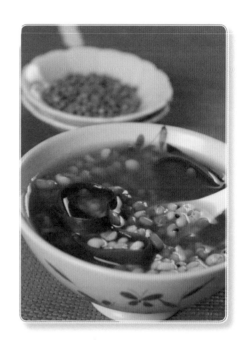

核桃仁炒鸡丁 (617 千卡)

原料 鸡胸肉 200 克，黄瓜 80 克，核桃仁 30 克，小葱 6 克，盐、植物油各适量。

做法 ❶ 将鸡胸肉洗净切块；黄瓜洗净切块；核桃仁洗净拍碎；小葱洗净切碎。

❷ 凉锅放油烧热，下入鸡胸肉炒至变色，下入黄瓜、核桃仁炒 2 分钟，撒上葱花，调入盐即成。

功效 补肾养胃，预防骨质疏松，降压降脂。

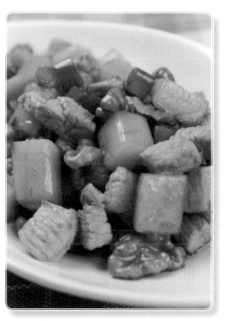

苓术菟丝丸

——健脾益肾，降糖明目

◎ 适合脾肾阳虚型糖尿病患者。

原料：

菟丝子（用水淘净，入陈酒浸1日，文火煮极烂，捣为饼，焙干为末）300克，白茯苓120克，白术（米泔水洗，炒）120克，莲子（去心）120克，杜仲（酒炒）90克，五味子（酒蒸）60克，山药（炒）60克，炙甘草15克。

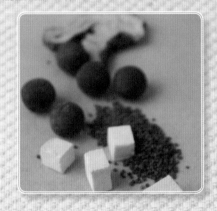

做法：

上药为末，以陈酒煮糊为丸，如梧桐子大。

用法：

每天1次，空腹时用滚白汤或酒下30~50丸。

妙方有理

菟丝子入肝、肾经，能滋补肝肾、固精缩尿、安胎、明目、止泻等，用于阳痿遗精、尿有余沥、遗尿、尿频、腰膝酸软、目昏耳鸣、肾虚胎漏、胎动不安等症；

白茯苓健脾和胃、利水消肿，不仅可降低血糖，还具有防癌抗癌的功效；

白术健脾养胃；

莲子善补五脏不足，通利十二经脉气血，使气血畅而不腐，且有降血压作用；

杜仲主治肝肾不足，可降低血压，防治血管硬化、冠心病，抗衰老，抗肿瘤；

五味子能促进肝脏解毒过程，保护肝脏免受毒害，并能促进因滥用酒精、药物或肝炎而受损的肝脏组织的再生。

🍵 家庭食疗方

淮山猪腰汤 (124 千卡)

原料 猪腰1个，淮山药25克，大枣4枚。

做法 ❶ 将猪腰对半切块，去净油皮和腰臊，切片备用；淮山药洗净切片；大枣洗净。

❷ 将所有食材一同放入砂锅内，加入适量清水，大火煮沸，转小火炖1小时即成。

功效 补肾益精，养肝明目，滋阴补血。

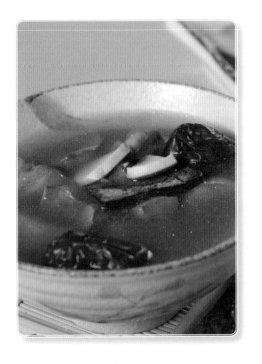

猴头菇粥 (289 千卡)

原料 猴头菇1只，红小豆30克，薏米20克，糯米20克，大枣6枚。

做法 ❶ 将红小豆洗净，用清水浸泡2小时；糯米和薏米淘洗干净，用清水浸泡1小时；猴头菇泡发后，多次换水清洗干净，去掉苦味；大枣洗净去核。

❷ 将所有食材放入锅中，加入清水煮至粥成。

功效 调节血脂，调补脾胃，增强机体免疫力。

枇杷叶散

——清热宁神，益气养阴

适合气阴两虚型糖尿病患者。

原料：

枇杷叶2张，麦冬（去心）3克，茯神（去木）3克，葛根3克，瓜蒌2克，生地黄2克，人参（去芦头）2克，知母2克，炙甘草2克，五味子1.5克。

做法：

用淡竹叶14张、乌梅（去内仁）1个，与上述药材共同煎煮。

用法：

每日1剂，分3次饭前温服。

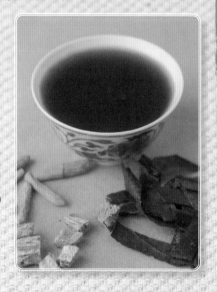

来源《仁斋直指方论》

妙方有理

枇杷叶气味苦辛，最能下气，得天地四时之气，固肾养肾；

人参气味甘温，益补元神，复脉固脱；

茯神气味甘平、淡，有利水、消肿、宁心安神的功效；

葛根气味甘辛，通脾、胃两经，有降压、抗菌、消炎的功效；

知母清热泻火，五味子补肾强心、滋补生津。

诸药合用，适合气阴两虚型糖尿病患者。

家庭食疗方

杞枣煮鸡蛋 (98千卡)

原料 鸡蛋1个，大枣3枚，枸杞子5克。

做法 ❶ 将鸡蛋连壳洗净；大枣、枸杞子洗净。

❷ 将鸡蛋、大枣和枸杞子一同放入锅中，倒入适量清水，大火煮沸，等鸡蛋煮熟后，从锅中取出去壳，再放回锅中，转小火继续煮3分钟即成。

功效 滋补肝肾，滋阴润燥，养血除烦。

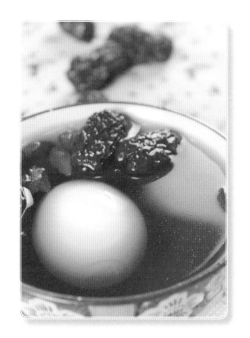

香菇肉丝面 (680千卡)

原料 猪肉120克，香菇50克，面条200克，小葱10克，香油、酱油、盐各适量。

做法 ❶ 将猪肉洗净切丝；香菇洗净切丝；小葱洗净切碎。

❷ 锅内倒入适量清水，大火煮沸，下入面条煮至将熟，下入猪肉丝、香菇煮熟，撒上葱花，滴入香油、酱油，调入盐即成。

功效 补虚，健脾胃，养阴生津。

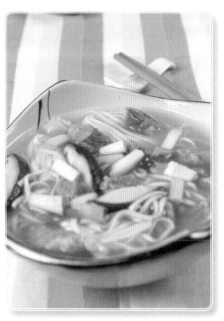

参芪救元汤

——补肾养阴，降糖生津

🔑 适合肝肾阴虚型糖尿病患者。

原料：

黄芪（蜜炒）、人参、粉草（炙）、麦冬（去心）、五味子各10克。

做法：

加朱砂少许，水煎服。

用法：

每天1次，不拘时，温服。

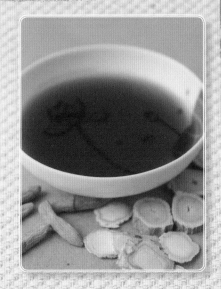

来源《寿世保元》

妙方有理

　　黄芪有补气、养血、益中功效，对于慢性肾炎、糖尿病等病症都有良好效果，还能消除肾炎患者的蛋白尿；

　　人参性平味甘，归脾、肺、心经，有大补元气、复脉固脱、补脾益肺、生津止渴、安神益智的功效，有降低血糖的作用；

　　麦冬养阴生津、润肺清心，对糖尿病等有一定的疗效；

　　五味子具有补肾养心、益气生津、增强肝脏功能、降低血糖的多重功效。

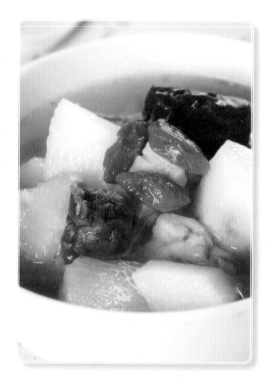

家庭食疗方

羊肉炖萝卜 (465千卡)

原料 羊肉200克，白萝卜200克，龙眼肉5克，大枣4枚，枸杞子6克，盐适量。

做法 ❶ 将羊肉洗净切块；白萝卜洗净切块；龙眼肉、大枣、枸杞子洗净备用。

❷ 将除盐之外所有食材放入砂锅中，倒入适量清水，小火炖1个半小时，出锅前调入盐。

功效 补肾壮阳，温补脾胃，养阴生津。

海参豆腐 (589千卡)

原料 海参300克，豆腐250克，冬菇20克，青菜心3棵，料酒、葱姜汁、味精、淀粉、植物油、盐各适量。

做法 ❶ 将海参切片，入沸水中焯过；冬菇洗净切片；青菜心洗净；豆腐洗净切块。

❷ 炒锅放油烧热，下入豆腐煎至两面金黄。

❸ 锅中放入植物油，下入海参、料酒、葱姜汁、味精，大火烧开，再下入冬菇、青菜心和豆腐稍煮片刻，加盐，用淀粉勾芡即成。

功效 补肾益精，养血润燥。

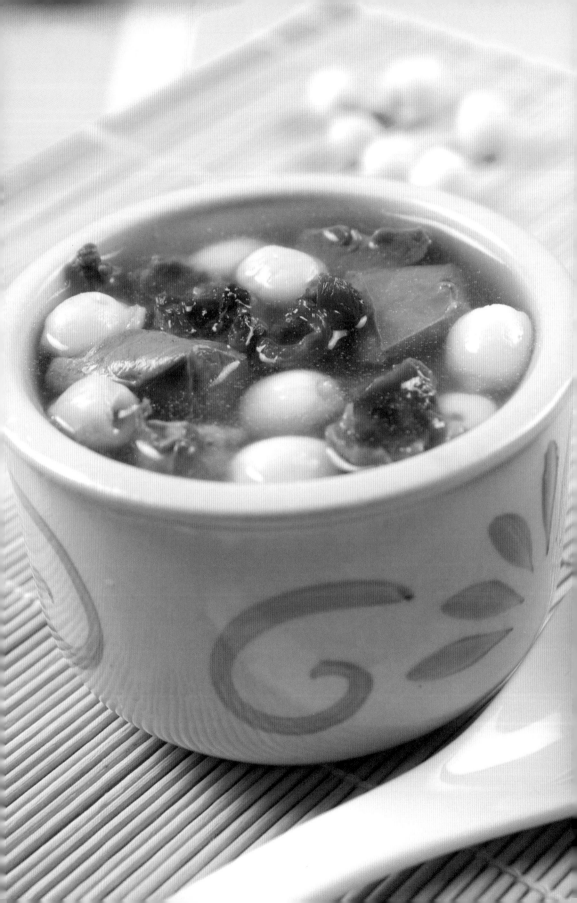

第三章

妙方预防治疗糖尿病并发症

糖尿病并发症是一种常见的慢性并发症，是由糖尿病病变转变而来。常见的并发症包括高血压、肾病（肾功能衰竭、尿毒症）、眼病（视物模糊不清、失明）、脑病（脑血管病变）、足病（足部坏疽、截肢）、心脏病、皮肤病、性功能障碍等，也是导致糖尿病患者死亡的主要因素。

糖尿病并发症一般不是急性病症，而是长期病变的结果。因此，治疗糖尿病的关键不仅仅是降糖，更要在日常生活中积极预防各种并发症，防患于未然。

糖尿病合并高血压

建瓴汤

——滋补肝肾，降压平肝

适合肝阴虚、心火偏亢型糖尿病合并高血压患者。

来源《医学衷中参西录》

原料：

生怀山药15克，怀牛膝10克，生赭石10克（轧细），生龙骨10克（捣细），生牡蛎10克（捣细），生怀地黄10克，生杭白芍6克，柏子仁6克。

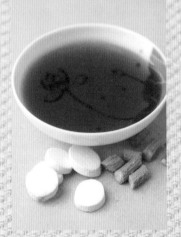

做法：

上药水煎。

用法：

每天1剂，分2次服，每个疗程10天。

妙方有理

生地黄、山药、白芍、柏子仁滋补肝肾、涵养肝木；
赭石、龙骨、牡蛎潜镇风阳、降逆平冲；
牛膝引血下行；
地黄、山药同用能补肾，与白芍同用能补阴血。
诸药合用共奏安神降压的功效。

家庭食疗方

何首乌汤 (120 千卡)

原料 制何首乌30克，大枣5枚。

做法 ❶ 大枣去核洗净。

❷ 将制何首乌放入砂锅内，加清水适量煎取浓汁，去渣后与大枣同煮20分钟即可服食。

功效 防治高血压，动脉硬化。

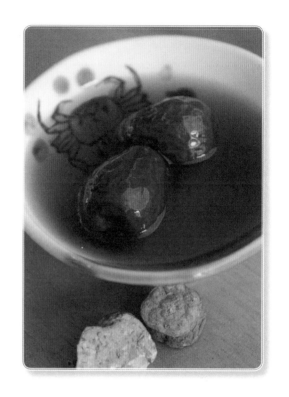

西芹鸡丁 (470 千卡)

原料 鸡胸肉200克，西芹200克，大蒜、生抽、生粉、姜、食用油、彩椒、盐各适量。

做法 ❶ 将西芹择洗干净，切菱形块；鸡胸肉洗净切丁，淋入生抽，加入生粉，腌渍10分钟；彩椒洗净，切菱形片；姜切末；大蒜拍碎，切末。

❷ 锅内加入适量清水，煮沸后加1勺盐，淋入适量食用油，倒入西芹，焯熟后捞出。

❸ 炒锅放油，下入姜末、蒜末煸香，再将腌好的鸡丁倒入锅中，炒至九成熟，盛出。

❹ 锅留底油，下入彩椒翻炒，随后倒入西芹，加半勺盐，均匀翻炒，接着倒入鸡丁，翻炒至断生，即可。

功效 平肝降压，利尿消肿。

糖尿病合并心脏病

瓜蒌薤白半夏汤

——化痰除湿，宽胸开痹

来源《金匮要略》

◎ 适合糖尿病伴痰湿痹阻胸阳型心脏病患者。

原料：

瓜蒌实12克，薤白9克，半夏9克，白酒70毫升（这里的白酒是指黄酒，或用醪糟代之亦可）。

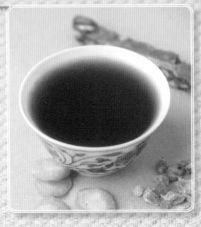

做法：

水煎服。

用法：

每日1剂，分3次温服。

妙方有理

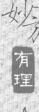

瓜蒌实味甘、微苦，气寒，入肺、胃两经，可清热化痰、宽胸散结、润燥滑肠。

薤白入肺、心、胃、大肠经，具有温中健胃、通阳散结、理气宽胸、消食导滞的作用。

半夏辛散温燥，主入脾、胃经，兼入肺经，能降逆气，善祛脾胃湿痰。水湿去则脾健而痰涎自消，逆气降则胃和而痞满呕吐自止，故为燥湿化痰、降逆止呕的良药。

黄酒有舒筋活络、保护心血管的作用。

四味药搭配，尤其适合糖尿病伴痰湿痹阻胸阳型心脏病患者。

冬瓜鲫鱼汤 (340 千卡)

原料 鲫鱼 300 克，冬瓜 200 克，油菜 50
克，枸杞子 5 克，盐适量。

做法 ❶ 鲫鱼去鳞、去鳃、去内脏，洗净
待用；冬瓜去皮去瓤，洗净后切成长条；
油菜、枸杞子洗净待用。

❷ 将鲫鱼放入锅中，大火煮沸，转小火
煮 20 分钟，下入冬瓜煮 5 分钟，再下入
油菜和枸杞子略煮，调入盐即成。

功效 调节血糖，降低血压，防治高血压、
心脏病、动脉硬化等症。

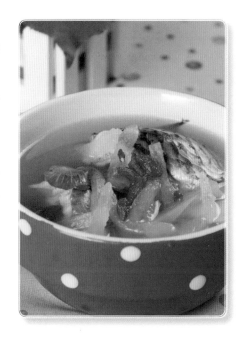

冬笋莴苣汤 (448 千卡)

原料 冬笋 300 克，莴苣 50 克，鸡汤 1000 毫升，生姜、彩椒丝、花椒水、盐、
香油各适量。

做法 ❶ 将冬笋去壳，洗净切条；莴苣去皮，洗净，切条备用；生姜洗净切丝。

❷ 将汤锅中倒入鸡汤，加入冬笋、姜丝、花椒水煨制入味，待冬笋熟透后，下
入莴苣、彩椒丝汆烫 2~3 分钟，调入盐，滴入香油即可。

功效 调节神经系统功能，对高血压和心脏病患者极为有益。

小陷胸汤

——清热化痰，宽胸散结

来源《伤寒论》

👌适合糖尿病伴气郁痰阻型心脏病患者。

原料：

　　瓜蒌实（大者）
30克，半夏（洗）12克，
黄连6克。

做法：

　　水煎服。

用法：

　　每日1剂，分3次服。

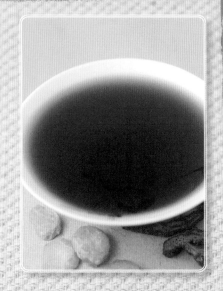

妙方有理

　　方中黄连清热泻火，半夏化痰开结，两药合用，辛开苦降，善治痰热内阻。更以瓜蒌实荡热涤痰、宽胸散结。三药共奏清热化痰、宽胸散结之功。

　　黄连苦寒以泄热，瓜蒌实性寒以涤垢，半夏辛温以散结。结胸多由痰热结聚所致，故用此三物以除痰去热，主治心下痞、胸胁痛等。

家庭食疗方

蒜香菜花汤 (87千卡)

原料 菜花200克，胡萝卜120克，大蒜20克，盐、植物油各适量。

做法 ❶ 将菜花洗净，切成小朵，焯水至变色，捞出过凉；胡萝卜去皮洗净，切片；大蒜去衣备用。

❷ 热锅放油，放入大蒜用小火炒至稍微呈褐色，倒入菜花和胡萝卜拌炒均匀，倒入清水用大火煮开，改中小火煮至菜花熟软，下盐调味即可食用。

功效 排肠清毒，防治肿瘤和癌症，降低胆固醇。

菠菜鸭血汤 (330千卡)

原料 鸭血200克，菠菜100克，豆腐100克，枸杞子6克，香油、盐适量。

做法 ❶ 将菠菜择洗干净，入沸水中焯一下，捞出；鸭血洗净切片；豆腐洗净切块；枸杞子洗净待用。

❷ 锅内倒入适量清水，大火煮沸，下入鸭血、豆腐煮至将熟，下入菠菜和枸杞子略煮，淋入香油，出锅前调入盐即成。

功效 减少中风危险，稳定血压。

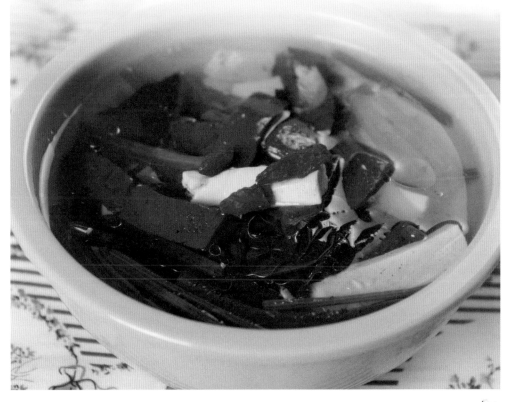

降心汤

——除烦止渴，补气养血宁心

👐 适合阴虚火旺、气阴两虚型糖尿病合并心脏病患者。

来源《仁斋直指方论》

原料：

天花粉30克，人参15克，
远志（姜淹，取肉，焙）15克，
当归15克，川芎15克，熟地黄
15克，茯苓15克，炙黄芪15克，
北五味子15克，炙甘草15克。

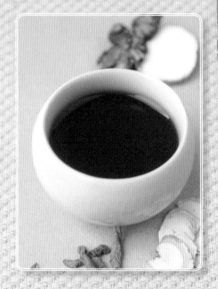

做法：

将上述药材锉为细末，每次9克，
用大枣加水煎煮。

用法：

每天1剂，饭后服用。

妙方有理

天花粉可清热生津、消肿排脓，主治肺胃内热津伤、热病
津伤口渴或内热消渴，有一定的降糖功效；

人参有养血生津、健脾益肺、宁心安神等功效，主治大病、
久病、元气大伤等，对糖尿病患者也有降糖、滋补的作用；

远志安神益智、祛痰消肿，用于心肾不交引起的失眠多梦、
健忘惊悸、神志恍惚、咳痰不爽等，还有降血压、活血抗炎的作用；

当归、川芎、熟地黄、茯苓和炙甘草可降低血糖。

上述几味药材配合应用，可用于治疗心火上炎，肾水不济，
烦渴引饮，气血日消。

家庭食疗方

红小豆莲子汤 (600 千卡)

原料　鲜莲子 150 克，红小豆 200 克，陈皮适量。

做法　❶ 将红小豆洗净，用清水浸泡 4 小时；陈皮用温水浸软；莲子去壳洗净。❷ 锅内倒入清水，下入陈皮和红小豆煮半小时，再放入鲜莲子煮熟即可。

功效　补脾止泻，养心安神。

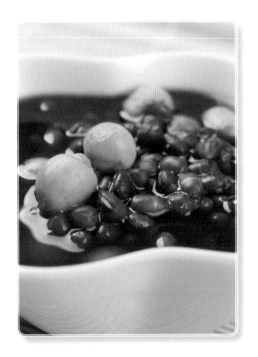

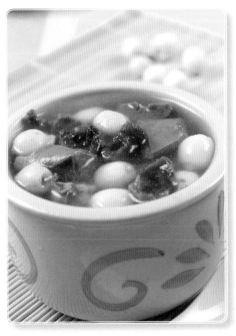

桂圆莲子猪心汤 (289 千卡)

原料　猪心 200 克，桂圆 30 克，莲子 25 克。

做法　❶ 将猪心洗净，切片；莲子去心，洗净待用；桂圆洗净去壳待用。❷ 将所有食材放入锅中，倒入适量清水，大火煮沸，转小火煮 1 小时即成。

功效　增强心肌营养，安神定惊，养心补血。

糖尿病合并皮肤病

仙方活命饮

——清火毒，消实热

适合糖尿病伴热毒壅聚、气滞血瘀型皮肤病患者。

原料：

金银花9克，陈皮9克，贝母6克，防风6克，赤芍6克，当归尾6克，甘草6克，皂角刺（炒）6克，穿山甲（炙）6克，天花粉6克，乳香6克，没药6克，白芷3克。

做法：

水煎服。

用法：

用酒1大碗，煎五七沸服（现代用法：水煎服，或水酒各半煎服），每日1剂。

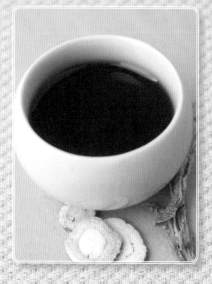

来源《校注妇人良方》

妙方有理

金银花性味甘寒，最善清热解毒疗疮；

当归尾、赤芍、乳香、没药、陈皮行气活血通络、消肿止痛；

白芷、防风通滞而散结，使热毒从外透解；

贝母、天花粉清热化痰散结，可使脓未成即消；

穿山甲、皂角刺通行经络、透脓溃坚，可使脓成即溃；

甘草清热解毒，并调和诸药；

诸药合用，清热解毒，消肿溃坚，活血止痛。

全麦蛋饼 (420 千卡)

原料 鸡蛋 3 个，全麦粉 240 克，葱、盐、植物油各适量。

做法 ❶ 将鸡蛋打散；葱切末；将鸡蛋和葱花加入全麦粉中，倒入温水和盐，做成面糊。

❷ 将平底锅放油烧热，下入面糊在锅底抹匀，将两面都煎熟即成。

功效 改善食欲，稳定餐后血糖。

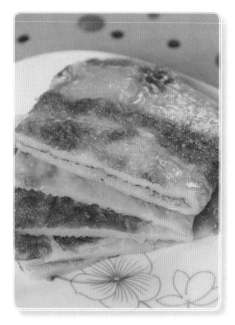

胡萝卜拌杏仁 (140 千卡)

原料 甜杏仁 100 克，胡萝卜 250 克，姜、蒜、盐、植物油各适量。

做法 ❶ 将甜杏仁用清水浸泡 1 小时后捞出，入沸水中煮 5 分钟，捞出放凉，剥开杏衣。

❷ 胡萝卜切块；姜、蒜切碎，将蒜末和姜末入热油锅中爆香，淋在甜杏仁中，再加入胡萝卜块，调入盐，搅拌均匀即成。

功效 促进血液循环，改善皮肤末梢循环，降低胆固醇。

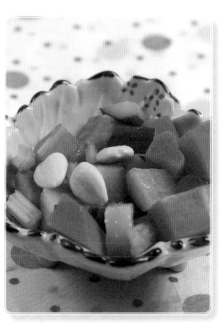

消风散

——消风止痒，祛风湿

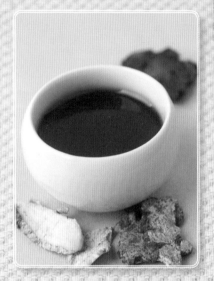

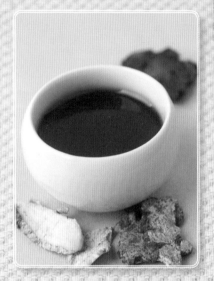

☙ 适合糖尿病伴湿热型皮肤病患者。

原料：

当归6克，生地黄6克，防风6克，蝉蜕6克，知母6克，苦参6克，胡麻仁6克，荆芥6克，苍术6克，牛蒡子6克，石膏6克，甘草3克，木通3克。

做法：

水煎服。

用法：

每日1剂，不拘时，温服，药渣可作湿热敷。

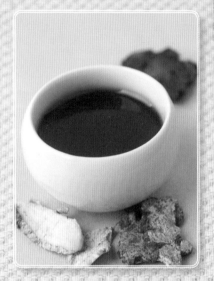

妙方有理

本方用于糖尿病患者以皮肤瘙痒为表现的并发症。

荆芥、防风、牛蒡子、蝉蜕辛散透达，疏风散邪，使风去则痒止；

苍术祛风燥湿，苦参清热燥湿，木通渗利湿热，是为湿邪而设；

石膏、知母清热泻火，是为热邪而用；

当归、生地黄、胡麻仁养血活血；

甘草清热解毒，和中调药。

对症加减：若是内火旺盛、口渴多饮的患者，可以重用石膏，加金银花、连翘以疏风清热解毒；湿热偏盛而兼胸脘痞满、舌苔黄腻者，加地肤子、车前子以清热利湿；血分热重，皮疹红赤，烦热，舌红或绛者，宜重用生地黄，或加赤芍、紫草以清热凉血。

来源《外科正宗》

家庭食疗方

虾仁豆腐 (342 千卡)

原料 豆腐 200 克，虾仁 180 克，小葱 10 克，豌豆 30 克，香油、盐各适量。

做法 ❶ 将豆腐洗净切块；虾仁洗净，切段；小葱洗净切碎；豌豆洗净。❷锅内倒入适量清水，大火煮沸，下入豆腐、豌豆和虾仁煮熟，撒入小葱，淋入香油，调入盐即可。

功效 保护心血管，增强皮肤活力，抗过敏。

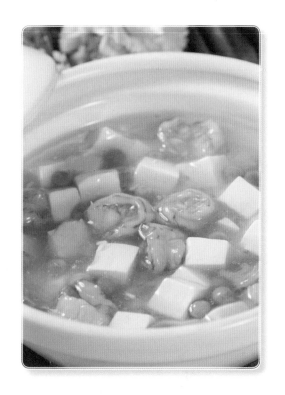

香菇木耳生姜汤 (74 千卡)

原料 香菇 50 克，干黑木耳 15 克，姜丝 10 克，盐适量。

做法 ❶ 将香菇洗净切片；黑木耳发透洗净。❷将香菇片、黑木耳、姜丝放入砂锅中，加适量水，用大火煮沸，转小火熬至汤成，加盐调味即可。

功效 降血压，降血脂，润泽肌肤。

补心丹

——滋阴养血，补心安神

适合糖尿病伴心肾阴虚内热型皮肤病患者。

原料：

生地黄200克，当归50克，五味子50克，麦冬50克，酸枣仁（炒）50克，柏子仁50克，天冬50克，丹参25克，石菖蒲25克，党参25克，茯苓25克，玄参25克，远志（制）25克，桔梗25克，甘草25克，朱砂10克。

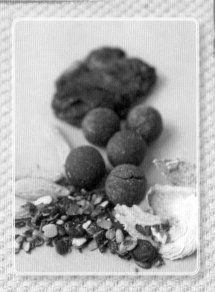

做法：

上药为末，炼蜜为丸，如弹子大，朱砂为衣。

用法：

每服1丸，睡前服用。

妙方有理

生地黄不仅可滋肾水以补阴，还可以入血分以养血，血不燥则津自润；

玄参、天冬、麦冬有甘寒滋润以清虚火之效；

丹参、当归起补血、养血之助；

党参、茯苓益气宁心；

酸枣仁、五味子味酸以收敛心气而安心神；

柏子仁、远志、朱砂养心安神。

桔便载药上行。

此方可用于心肾阴虚内热型神经性皮炎及老年性皮肤瘙痒症。

家庭食疗方

莲子猪心汤 (258 千卡)

原料 猪心 160 克，莲子 40 克。

做法 ❶ 将猪心洗净切片；莲子洗净。
❷ 将猪心和莲子放入锅中，倒入适量清水，大火煮沸，转小火煮半小时即成。

功效 养心血，宁心神，活血养颜。

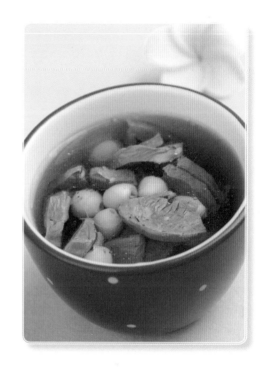

大枣莲子汤 (210 千卡)

原料 莲子 30 克，大枣 5 枚。

做法 将莲子和大枣洗净，放入锅中，倒入适量清水，大火煮沸，转小火煮20 分钟即成。

功效 补气血，安心神，补脾健脑。

糖尿病合并神经病变

当归四逆汤

——温经散寒，养血通脉

来源《伤寒论》

适合糖尿病伴寒凝血瘀型神经病变患者。

原料：

当归12克，桂枝9克，白芍9克，大枣8枚，通草6克，炙甘草6克，细辛3克。

做法：

水煎服。

用法：

每日1剂，分3次服。

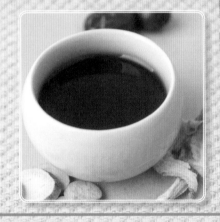

妙方有理

当归甘温，养血和血；

桂枝辛温，温经散寒，温通血脉；

细辛温经散寒，助桂枝温通血脉；

白芍养血和营，助当归补益营血；

通草通经脉，以畅血行；

大枣、甘草益气健脾养血；

重用大枣，既合当归、白芍以补营血，又防桂枝、细辛燥烈大过，伤及阴血。

甘草兼调药性。

全方共奏温经散寒、养血通脉之效。

对症加减：治腰、股、腿、足疼痛属血虚寒凝者，可酌加川断、牛膝、鸡血藤、木瓜等活血祛瘀之品。

花生大枣木耳羹 (198 千卡)

原料 干黑木耳 15 克，花生 20 克，大枣 5 枚。

做法 ❶ 将黑木耳用清水泡发至回软，去蒂洗净后撕成小朵；花生、大枣洗净待用。

❷ 将黑木耳、花生和大枣放入锅中，加入适量清水煮熟。

功效 延缓脑功能衰退，改善血液循环，增强记忆。

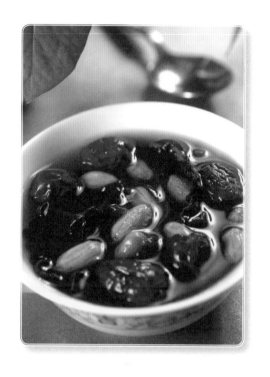

绿豆百合汤 (94 千卡)

原料 绿豆 50 克，鲜百合 15 克，小葱 6 克，盐适量。

做法 ❶ 将绿豆洗净，提前用清水浸泡 2 小时；百合掰瓣洗净；小葱洗净切碎。

❷ 将绿豆和百合放入锅中，加入适量清水煮至软烂，下入小葱，调入盐即成。

功效 调节神经系统功能，润泽皮肤。

血府逐瘀汤

—— 活血化瘀，行气止痛

😊 适合糖尿病合并周围神经病变患者。

原料：

桃仁12克，红花9克，当归9克，生地黄9克，川芎5克，赤芍6克，牛膝9克，桔梗5克，柴胡3克，枳壳6克，甘草3克。

做法：

水煎服。

用法：

每日1剂，分3次温服。

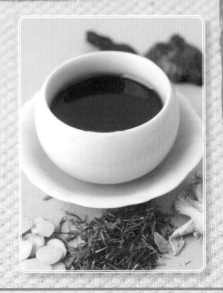

来源《医林改错》

妙方有理

桃仁破血行滞而润燥；

红花活血化瘀以止痛；

赤芍、川芎助桃仁、红花活血化瘀；

牛膝长于祛瘀通脉，引瘀血下行；

当归养血活血，祛瘀生新；

生地黄凉血清热除瘀热，合当归养血润燥，使祛瘀不伤正；

枳壳疏畅胸中气滞；

桔梗宣肺利气，与枳壳配伍，一升一降，开胸行气，使气行血行；

柴胡疏肝理气；

甘草调和诸药，为使药。

本方为活血祛瘀药、行气药、养血药合用，活血而又行气，祛瘀而又生新，适用于糖尿病合并周围神经病变患者。

家庭食疗方

芡实核桃排骨汤 (580 千卡)

原料 排骨 200 克，核桃仁 25 克，芡实 20 克，盐适量。

做法 ❶ 将排骨斩块，入沸水中焯去血水，捞出待用；核桃仁洗净；芡实洗净。

❷ 将除盐以外所有食材放入砂锅内，倒入适量清水，小火煮 1 个半小时，出锅前调入盐即成。

功效 益气安神，养血止痛。

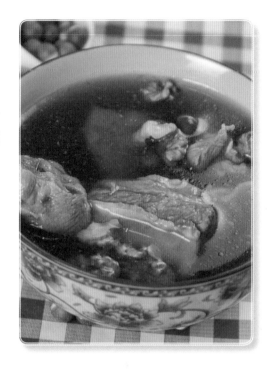

素炒苋菜 (84 千卡)

原料 苋菜 300 克，蒜 10 克，盐、植物油各适量。

做法 ❶ 将苋菜择洗干净；蒜拍碎，去衣切碎。

❷ 凉锅放油烧热，下入蒜粒爆香，再下入苋菜翻炒至熟，调入盐。

功效 养血补血，清肝解毒。

糖痹汤

——益气养阴，活血通络

☜ 适合糖尿病合并周围神经病变患者。

原料：

　　黄芪30克，白术20克，枸杞子15克，木瓜15克，生地黄15克，菜菔子15克，牛膝15克，桂枝10克。

做法：

　　水煎服。

用法：

　　每日1剂，分2次服。

妙方 有理

　　黄芪有双向调节血糖的作用；

　　白术也有明显的降糖功效；

　　枸杞子可提高机体免疫力；

　　生地黄可凉血生津，辅助降糖。

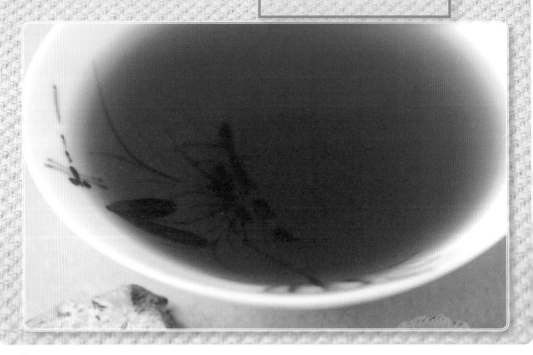

麦冬黄芪乌鸡汤 (431 千卡)

原料 乌鸡 250 克，麦冬 10 克，黄芪 8 克，料酒、鸡精、盐各适量。

做法 ❶ 将乌鸡择洗干净，斩块，入沸水中焯去血水，捞出待用。

❷ 将除盐之外的所有食材放入锅中，加入适量清水，小火焖煮 1 小时，出锅前调入盐即可。

功效 滋阴生津，降糖。

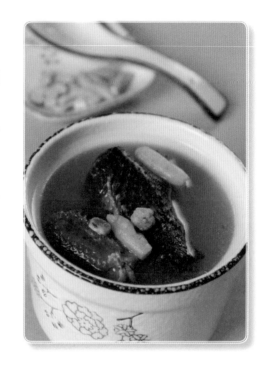

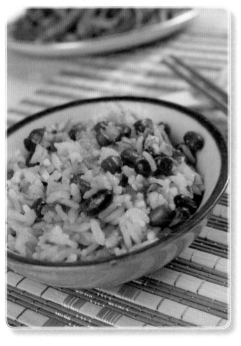

红豆饭 (223 千卡)

原料 红小豆 60 克，粳米 80 克。

做法 ❶ 将红小豆洗净，提前用清水浸泡 2 小时；粳米淘洗干净，清水浸泡待用。

❷ 将红小豆和粳米放入锅中，倒入适量清水，煮至饭成。

功效 补血益气，扶正补虚。

糖尿病合并心脑血管疾病

天麻钩藤饮

——平肝息风，祛火降压

💊适合糖尿病伴肝阳偏亢型心脑血管疾病患者。

原料：

生石决明（先煎）18克，钩藤（后下）12克，川牛膝12克，天麻9克，栀子9克，黄芩9克，杜仲9克，益母草9克，桑寄生9克，夜交藤9克，朱茯神9克。

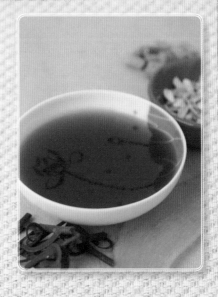

做法：

水煎服。

用法：

每日1剂，分2次温服。

来源《中医内科杂病证治新义》

妙方有理

天麻、钩藤、石决明平肝息风；

栀子、黄芩清肝泻火；

杜仲、桑寄生补益肝肾；

夜交藤、朱茯神养心安神；

益母草活血利水；

牛膝活血通络，引血下行。

诸药合用，共奏清热平肝、潜阳息风之效，现代常用于治疗高血压、高脂血症、头痛、眩晕等心脑血管疾病。

家庭食疗方

蒜蓉西蓝花 (97千卡)

原料 西蓝花300克，紫皮大蒜20克，盐、植物油各适量。

做法 ❶ 将西蓝花洗净掰成小朵，放入开水中焯熟；大蒜拍碎切粒。

❷ 凉锅放油烧热，下入蒜粒爆香，再下入西蓝花稍炒，出锅前调入盐。

功效 排毒杀菌，软化血管。

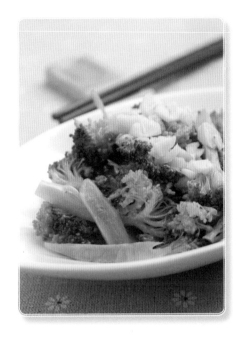

豆浆饮 (230千卡)

原料 黄豆60克，薏仁30克。

做法 ❶ 将黄豆、薏仁分别淘洗干净，用清水浸泡5小时，捞出沥干水分。

❷ 将黄豆和薏仁一同倒入锅中，加入适量水至上下水位线之间，启动机器，做成豆浆，倒出装杯，即可饮用。

功效 降低血压、血脂，减轻心血管负担，增强心脏活力。

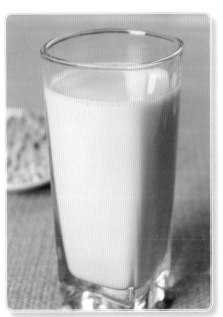

地黄饮子

——滋肾阳，补肾阳，开窍豁痰

👌适合糖尿病伴肾阴阳两虚型血管性痴呆患者。

原料：

巴戟天（去心）15克，山茱萸（炒）15克，石斛（去根）15克，肉苁蓉（酒浸，切焙）15克，附子（炮裂，去皮脐）15克，五味子（炒）15克，肉桂（去粗皮）15克，白茯苓（去黑皮）15克，麦冬（去心，焙）15克，石菖蒲15克，远志（去心）15克，熟干地黄（焙）12克，

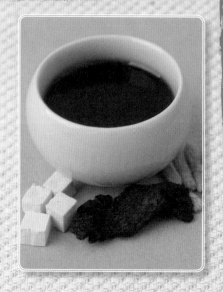

做法：

将上述药材磨为粗末。

用法：

每次取9~15克，加生姜3片、大枣2枚，水煎服。

妙方有理

熟地黄、山茱萸滋补肾阴，肉苁蓉、巴戟天温壮肾阳；
附子、肉桂之辛热，以助温养下元、摄纳浮阳、引火归原；
石斛、麦冬、五味子滋养肺肾，金水相生，壮水以济火；
石菖蒲与远志、茯苓合用，是开窍化痰、交通心肾的常用组合。
生姜、大枣和中调药。
诸药相配，可用于脑动脉硬化、脑卒中后遗症、血管性痴呆等肾阴阳两虚者。

油焖茄子 (310 千卡)

原料 紫茄子 400 克，猪瘦肉 180 克，大蒜 10 克，八角 5 克，老抽、盐、植物油各适量。

做法 ❶ 将紫茄子洗净切条；猪瘦肉洗净切丁；大蒜切小块备用。

❷ 炒锅放油（应少油）烧热，下入瘦肉丁翻炒至变色，下入紫茄子炒至变软，加入八角、大蒜，翻炒片刻后，加入老抽和盐调味即成。

功效 降低胆固醇，保护心血管。

芹菜净血饮 (52 千卡)

原料 芹菜 80 克，苹果 40 克，西蓝花 40 克，柠檬 15 克。

做法 ❶ 将芹菜洗净切段；苹果洗净去核切块；西蓝花洗净掰成小朵；柠檬切开，取果肉。

❷ 将芹菜、苹果、西蓝花、柠檬一同放入搅拌机内，倒入适量开水，打成汁，滤渣即可。

功效 净化血液，抑制血栓，保护心血管。

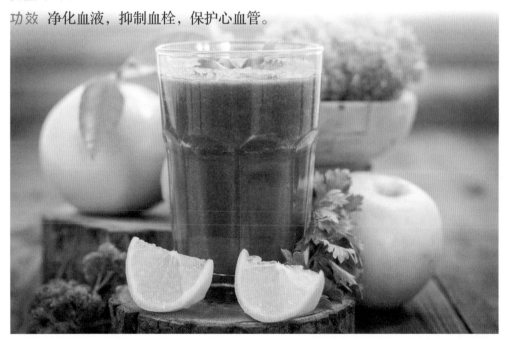

参芪桃红汤

——疏通气血，降糖祛风

适合气血失调型糖尿病合并心脑血管疾病患者。

原料：

黄芪30克，丹参30克，太子参30克，桃仁12克，红花12克，当归12克，川芎12克，赤芍12克，郁金12克，葛根12克，瓜蒌12克。

做法：

水煎服。

用法：

每日1剂，煎成400毫升，分早、晚2次口服。

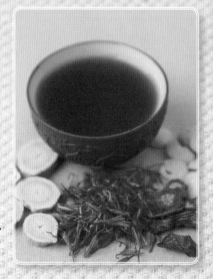

来源《益气活血汤治疗糖尿病合并冠心病38例》

妙方有理

当归甘温活血，川芎辛温活血，赤芍敛血，主要起到活血之效，是为治本；

太子参、黄芪补气，瓜蒌加郁金有理气的功效；

桃仁、红花、丹参加葛根治血结（血管性疾病）。

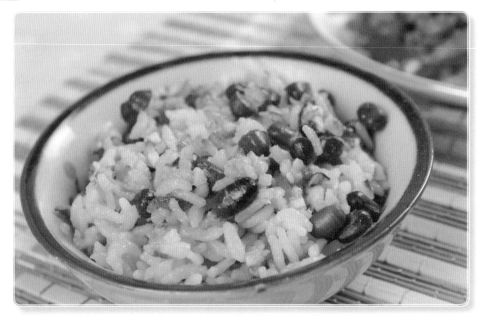

红豆饭 (430千卡)

原料 红小豆50克，大米80克。

做法 ❶ 将红小豆洗净，提前用清水浸泡3小时；大米淘洗干净，用清水浸泡半小时。

❷ 将红小豆和大米一同放入锅中，加入适量清水煮熟。

功效 调理气血，辅助降糖。

土豆烧茄子 (312千卡)

原料 土豆100克，紫茄子100克，番茄180克，姜粉、生抽、胡椒粉、植物油、盐各适量。

做法 ❶ 将土豆削皮洗净，切成小方块，再次用清水冲洗干净；紫茄子洗净，切成块；番茄洗净切块。

❷ 锅内倒入适量植物油，下入土豆块煎至两面焦黄，捞出；再下入茄子，然后下入番茄和土豆，放入盐、胡椒粉、姜粉和生抽调味，加少许水煮3分钟即成。

功效 祛风通络，活血消肿。

葛根西洋参饮

——活血化瘀，宽胸散结

适合心血瘀阻型糖尿病合并心脑血管疾病患者。

来源《中医药学刊》2004

原料：

葛根30克，生地黄15克，党参20克，麦冬20克，丹参20克，西洋参15克，瓜蒌15克，降香10克，薤白12克，郁金10克，炙甘草10克。

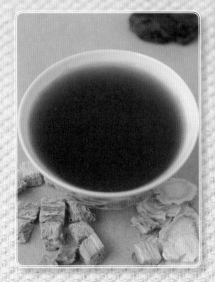

做法：

水煎服。

用法：

每日1剂，分2次服用，7日为1个疗程。

妙方有理

葛根为君药，生津止渴、生发阳气；

西洋参、生地黄、党参、麦冬益气养阴；

丹参、瓜蒌、薤白活血化瘀、宽胸散结；

降香、郁金活血化瘀、行气止痛；

炙甘草调和诸药。

诸药合用，具有活血化瘀、宽胸散结的功效，尤其适合糖尿病合并心脑血管疾病引起的心悸胸闷、胸痛等症。

🍵 家庭食疗方

银耳炖木瓜 (92 千卡)

原料 木瓜 200 克，银耳 20 克。

做法 ❶ 将银耳用清水泡发至回软，去蒂洗净，撕成小朵；木瓜去皮去瓤，洗净后切块。

❷ 将银耳和木瓜一同放入锅内，倒入适量清水，小火炖 2 小时即成。

功效 净血排毒，美容养颜，辅助降压。

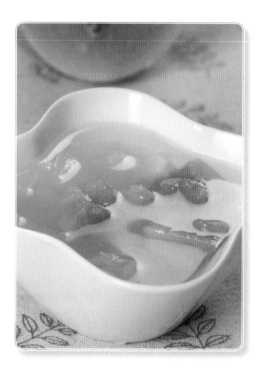

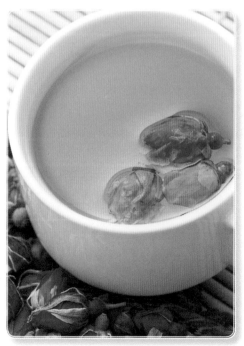

玫瑰花茶 (6 千卡)

原料 玫瑰花 3 克。

做法 将玫瑰花用沸水冲泡，闷 3 分钟即可。

功效 理气解郁，活血散瘀，补肝养肝。

益气活血方

——化瘀清热，益气健脾

☙ 适合糖尿病伴动脉粥样硬化患者。

原料：

黄芪 30 克，丹参 30 克，人参 20 克，玄参 15 克，五味子 15 克，生地黄 15 克，麦冬 12 克，黄连 3~15 克，甘草 6 克。

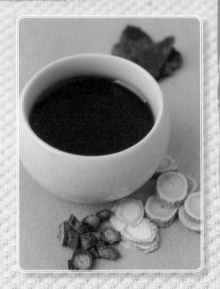

来源 《中医中药信息》《2003》

做法：

水煎煮。

用法：

每日 1 剂，分早、中、晚于餐前温服。

妙方有理

方用人参、玄参、黄芪补气健脾、滋阴清热；

麦冬、生地黄养阴润肺、生津止渴；

五味子滋肾生津；

上药合用，共奏益气养阴的功效。

丹参和黄连合用，可清热化瘀。

诸药合用，具有化瘀清热、益气健脾的功效。

家庭食疗方

清炖鲫鱼 (324 千卡)

原料 鲫鱼300克，葱、姜、盐、料酒、植物油各适量。

做法 ❶ 将鲫鱼去鳞、鳃、内脏，洗净，沥干水；葱、姜洗净切末。

❷ 锅中倒油烧热，放入鲫鱼，煎至两边金黄，加适量料酒，加入清水，再放入葱末和姜末，用大火烧开，转中火煮炖至汤呈浓白色，加盐调味即可。

功效 健脾利湿，活血通络，温中下气。

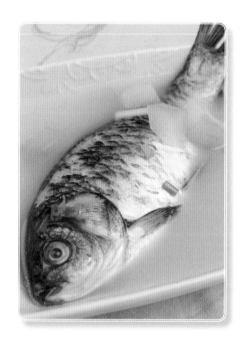

西蓝花炒玉米 (297 千卡)

原料 西蓝花200克，鲜玉米粒120克，番茄100克，盐、植物油各适量。

做法 ❶ 将西蓝花洗净，掰成小朵；鲜玉米粒洗净；番茄洗净切块。

❷ 凉锅放油烧热，下入玉米粒和西蓝花翻炒，再下入番茄炒出汁，调入盐即可。

功效 增强脑力，降压降糖，调整神经系统功能。

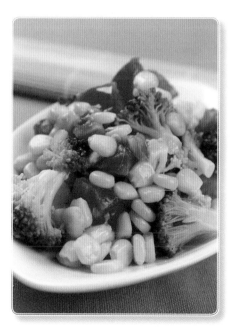

糖尿病合并眼病

杞菊地黄丸

——滋肝补肾，明目止晕

适合肝肾不足型糖尿病合并眼痛、视力下降、目眩等症的患者。

来源《金匮要略》

原料：

熟地黄24克，山茱萸12克，干山药12克，泽泻9克，牡丹皮9克，茯苓（去皮）9克，枸杞子9克，菊花9克。

做法：

上为细末，炼蜜为丸，如梧桐子大。

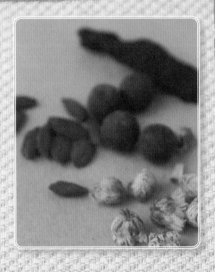

用法：

每日2次，每次9克，空腹服。

妙方有理

熟地黄味甘，性微温，归肝、肾经，主要功效是滋阴补血、益精填髓，常用于肝肾阴虚、内热消渴等症的治疗；

山茱萸味酸、涩，性微温，归肝、肾经，主要功效是补益肝肾、涩精固脱，能增强机体的抗应激能力，提高耐缺氧、抗疲劳能力，增强记忆力；

山药和茯苓有滋肾益精、健脾益胃的功效，可预防心血管疾病，降压降糖；

泽泻在本方起到泄热、降低胆固醇的功效；

牡丹皮有镇静安神、抗菌消炎、保护心脏的作用；

枸杞子和菊花则主治眼疾，如眼疲劳、眼周红肿、视物不清等。

🍵 家庭食疗方

苦瓜炒肝 (240 千卡)

原料 苦瓜 200 克，猪肝 180 克，盐、植物油各适量。

做法 ❶ 将苦瓜对半切开，去瓤洗净，切成段；猪肝洗净切片。

❷ 油锅烧热，下入猪肝翻炒片刻，下入苦瓜炒熟，调入盐即成。

功效 防治骨质疏松，明目护肝。

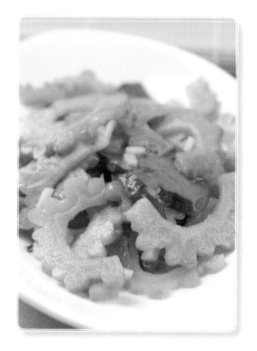

胡萝卜三文鱼芹菜汤 (310 千卡)

原料 三文鱼 200 克，胡萝卜 100 克，芹菜 80 克，盐适量。

做法 ❶ 将三文鱼洗净切块；胡萝卜洗净切片；芹菜择洗干净，切段备用。

❷ 锅内倒入适量清水，大火煮沸，下入胡萝卜、芹菜和三文鱼煮熟，调入盐即成。

功效 明目补肝，降低血脂，降压强心。

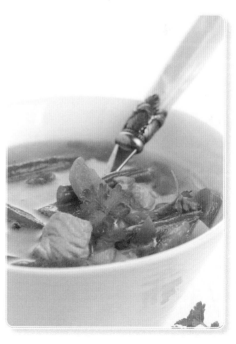

明目地黄丸

——滋阴养肝，明目

🔑 适合阴虚阳亢型糖尿病合并眼病患者。

来源《中国药典》

原料：

熟地黄160克，山茱萸（制）80克，牡丹皮60克，山药80克，茯苓60克，泽泻60克，枸杞子60克，菊花60克，当归60克，白芍60克，蒺藜60克，石决明（煅）80克。

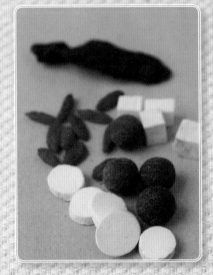

做法：

将上述十二味药材粉碎成细粉，过筛，混匀，炼蜜为丸，每丸9克。

用法：

每日2次，每次1丸，温水送服。

妙方有理

方中熟地黄滋补肾阴、填精益髓，精气充则神旺，神旺则目精光明；

枸杞子、山药、当归、白芍补精养血，血盛则形强，以充养精神；

蒺藜、石决明平肝祛翳、明目除昏，牡丹皮凉血散瘀、活血通络，茯苓、泽泻清热利湿、引浮火下行；

菊花清热散风，除头痛目赤，引药上行，可升发阴精。

诸药合用，可达滋肾养肝、益精明目之功能，对眼部干涩昏花、视物模糊、老年白内障等症有防治功效。

🍵 家庭食疗方

枸杞子蒸肝 (160千卡)

原料 猪肝 100 克，生菜 30 克，枸杞子 10 克，盐适量。

做法 ❶ 将猪肝洗净切片；生菜洗净；枸杞子洗净，浸泡待用。

❷ 将猪肝和枸杞子放入生菜上面，上锅蒸熟，撒入盐即可。

功效 明目护肝，清洁皮肤。

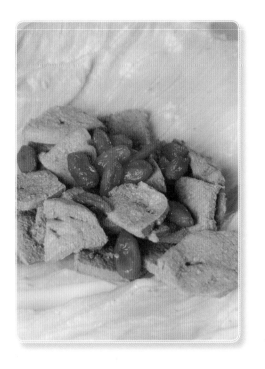

菊花枸杞茶 (23千卡)

原料 菊花 6 克，枸杞子 5 克。

做法 将菊花和枸杞子用沸水冲泡，闷 3 分钟即可。

功效 补肾益精，养肝明目。

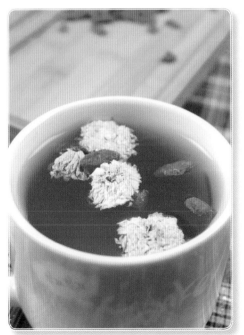

苁蓉丸

——补肾固精，养肝明目

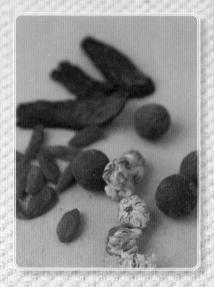

来源《养老奉亲书》

👌 适合糖尿病伴肝肾不足型眼病患者。

原料：

肉苁蓉120克，巴戟天60克，菊花60克，枸杞子60克。

做法：

将上述药材磨为粉末，炼蜜为丸，如梧桐子大。

用法：

每日1次，用盐汤送下20丸。

妙方有理

肉苁蓉味甘、咸，性温，主要功效是补肾阳、益精血，对便秘也有治疗作用；

巴戟天味辛、甘，性微温，归肾、肝经，能够补肾助阳、祛风除湿，肉苁蓉与巴戟天搭配，主治男子阳痿、不育及女子宫寒不孕等；

菊花和枸杞子均入肝经，有舒肝养肝、散热明目的功效，不仅可消除眼部浮肿，还可预防眼疾。

诸药合用，共奏补肾固精、养肝明目之效，适合肝肾不足型眼病患者。

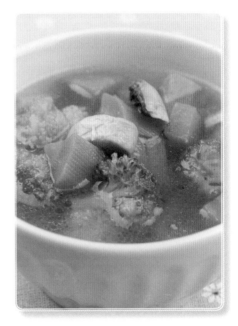

🥣 家庭食疗方

西蓝花胡萝卜汤 (67 千卡)

原料 西蓝花 100 克，胡萝卜 100 克，香菇 40 克，香油、盐各适量。

做法 ❶ 将西蓝花洗净，撕成小朵；胡萝卜洗净切块；香菇洗净切块。

❷ 锅内倒入适量清水，大火煮沸，下入西蓝花、胡萝卜和香菇煮熟，滴入香油，调入盐，搅拌均匀即成。

功效 降糖降脂，养肝明目。

韭菜炒肝 (250 千卡)

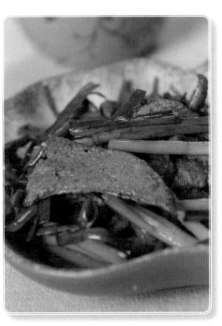

原料 猪肝 100 克，韭菜 100 克，盐、植物油各适量。

做法 ❶ 将猪肝洗净切片；韭菜择洗干净，切段备用。

❷ 炒锅倒油烧热，下入猪肝炒至变色，下入韭菜略炒，调入盐即成。

功效 补肝明目，养血解毒，能够改善脚气、夜盲和眼干燥症。

易老门冬饮子

——润肺养神，疏肝明目

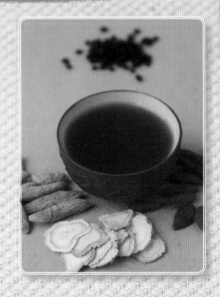

◎ 适合肝血不足、肝郁气滞型糖尿病合并眼病患者。

原料：

五味子15克，麦冬15克，人参6克，枸杞子6克，茯苓6克，甘草6克。

做法：

将上述药材磨为粗末，加生姜少许，水煎服。

用法：

每日1剂。

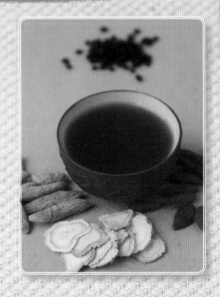

来源《医垒元戎》

妙方有理

　　人参大补元气、复脉固脱、补脾益肺、生津止渴、安神益智，对一切气血津液不足之证都有补益作用，临床试验表明人参还有降低血糖的作用。

　　五味子是降糖中药明星，可滋肾生津，可用于治疗盗汗、烦渴及尿频，而且对尿失禁和早泄也很有效，还常用于预防糖尿病并发肾病等；

　　枸杞子俗称"明眼子"，是眼疾的救星，历代医家治疗肝血不足、肾阴亏虚引起的视物昏花和夜盲症，常常使用枸杞子；

　　茯苓可平缓因疾病或口渴带来的烦躁情绪，达到宁心安神的功效；

　　麦冬具养阴生津、降血糖的作用；

　　甘草入十二经，可调和诸药。

家庭食疗方

鸡汤枸杞叶 (125 千卡)

原料 枸杞叶 200 克，枸杞子 10 克，鲜鸡汤适量，盐少许。

做法 ❶ 将枸杞叶择掉老茎，取嫩叶，用清水浸泡后沥去多余的水分；枸杞子洗净，用清水浸泡待用。

❷将鲜鸡汤倒入锅中，下入枸杞子大火煮沸，再下入枸杞叶略煮，调入盐即成。

功效 滋肝补肾，益精明目。

胡萝卜苹果生姜汁 (80 千卡)

原料 胡萝卜 100 克，苹果 1 个，生姜 10 克。

做法 ❶ 将胡萝卜去皮洗净，切成丁；苹果洗净去皮，切开去核，再切成丁；生姜去皮，洗净，切成丁。

❷将胡萝卜丁、苹果丁、生姜丁一起放入搅拌机中，加入适量凉开水打成汁。

功效 益肝明目，降糖降脂。

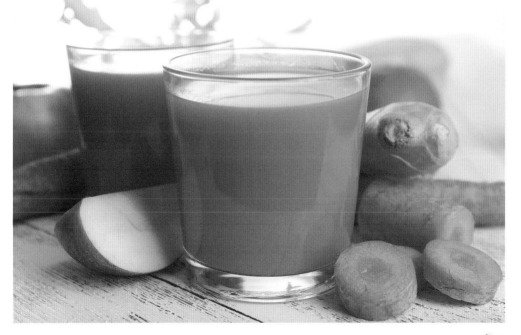

糖尿病合并肾病

真武汤

——温肾阳，通小便

适合脾肾阳虚型糖尿病合并肾病患者。

来源《伤寒论》

原料：

茯苓9克，芍药9克，白术6克，生姜（切）9克，附子（炮）5克。

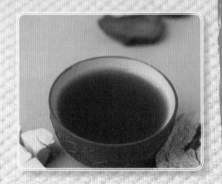

做法：

水煎服。

用法：

每日1剂，分3次服。

妙方有理

茯苓味甘、淡，性平，能渗湿利水、健脾和胃、宁心安神，并能降低血糖，通利小便；

芍药可养肝护肝，同时可改变肌肤粗糙、面部黄褐斑等问题；

生姜具有发汗解表、温胃止呕、解毒的功效，可缓解腹胀、腹痛等症状；

附子回阳救逆、补火助阳、散寒除湿，用于肾阳不足之畏寒肢冷，脾阳不振之腹痛、便溏等症。

上五味合煎，有温阳利水的功效，可用于肾病综合征、糖尿病肾病、慢性肾小球肾炎等的治疗。

🥣 家庭食疗方

枸杞子养肝汤 (152 千卡)

原料 羊肝 100 克，草菇 20 克，胡萝卜 5 克，杜仲 10 克，枸杞子 5 克，制何首乌 5 克，姜片、盐、料酒、白胡椒粉各适量。

做法 ❶ 将胡萝卜、草菇分别洗净切薄片；杜仲、枸杞子、制何首乌分别用冷水浸泡、洗净；羊肝洗净切厚片，加入姜片、料酒，拌匀腌 10 分钟，再放入沸水烫一下，捞出洗净。

❷ 将杜仲、制何首乌放入瓦煲内，加适量水，用大火煮沸，熬好汤，放入姜片、胡萝卜片、草菇片、盐、枸杞子和羊肝片一起烧开，加入白胡椒粉，炖煮约 10 分钟即可。

功效 明目补肝，益肾养血。

板栗大枣排骨汤 (80 千卡)

原料 排骨 200 克，板栗 100 克，大枣 5 枚，盐适量。

做法 ❶ 将排骨斩块，洗净，入沸水中焯去血水，捞出；用刀在板栗的背部刻上十字，入沸水中略煮，去壳取肉；大枣洗净备用。

❷ 将所有食材（盐除外）放入锅中，加入适量清水，小火煮 1 个半小时，加盐调味即可。

功效 健脑益智，温补肾阳。

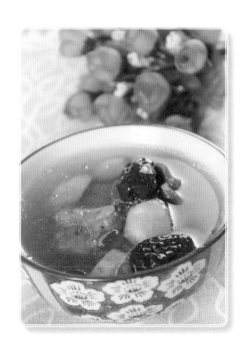

八正散

——清热凉血，利水通淋

适合糖尿病合并肾病患者。

原料：

车前子（包）、瞿麦、萹蓄、
滑石、栀子仁、甘草（炙）、木通、
大黄（面裹，煨，去面，切，焙）
各500克。

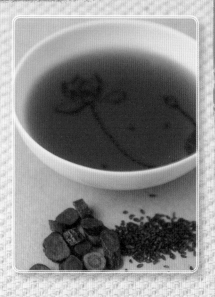

做法：

每次3克，入灯心草，用水煎
至七分，去滓。

用法：

每日2次，温服，食后临卧。

来源《太平惠民和剂局方》

妙方有理

瞿麦利水通淋、清热凉血，木通利水降火；

萹蓄、车前子、滑石、灯心草清热利湿、利窍通淋；

栀子仁、大黄清热泻火、引热下行；

甘草和药缓急、止尿道涩痛；

诸药合用，共奏清热泻火、利水通淋之功。

对症加减：本方苦寒清利，凡淋证属湿热下注者均可用之。

若属血淋者，宜加生地黄、小蓟、白茅根以凉血止血；石淋，
可加金钱草、海金沙、石韦等以化石通淋；膏淋，宜加草薢、
石菖蒲以分清化浊。

家庭食疗方

玉米虾仁 (360千卡)

原料 鲜玉米粒200克，虾仁180克，青椒15克，盐、植物油各适量。

做法 ❶ 将虾仁洗净切段；玉米粒洗净；青椒洗净切段。

❷ 凉锅放油烧热，下入虾仁、玉米粒翻炒2分钟，下入青椒炒至熟，调入盐即可。

功效 利水消肿，降压，防治心血管疾病。

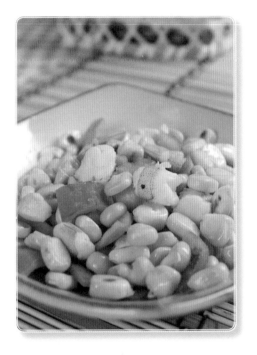

蛤蜊豆腐汤 (238千卡)

原料 新鲜蛤蜊200克，豆腐180克，盐适量。

做法 ❶ 将蛤蜊揉搓冲洗，用清水浸泡片刻，等蛤蜊吐净沙子；豆腐洗净切块。

❷ 将蛤蜊放入锅中，加入适量清水，大火煮沸，下入豆腐煮熟，调入盐。

功效 防癌抗癌，杀菌消炎，滋阴生津，补肾明目。

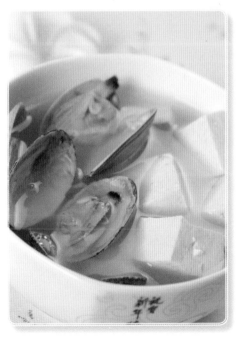

杞元膏

——养阴生津，补肾益智

☞ 适合肝肾阴虚型糖尿病合并肾病患者。

原料：

龙眼肉500克，枸杞子500克，黑豆1200克。

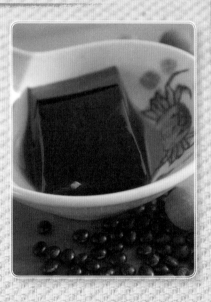

做法：

将黑豆加20升水，文武火浓煎至10升水，加入枸杞子和龙眼肉再煎至7升余，去滓，入炼蜜1升，熬成膏至4升半。

用法：

每日1剂，每次取30克，用热水送服。

妙方有理

黑豆中所含的不饱和脂肪酸能在人体内转化成卵磷脂，它是形成脑神经的主要成分，黑豆中所含的钙、磷有防止大脑老化迟钝的作用，还能促进血液中胆固醇的代谢，黑豆对肾脏有很大的补益作用；

枸杞子具有补肝益肾之功效，《本草纲目》中说"久服坚筋骨，轻身不老，耐寒暑"，中医用其治疗肝肾阴亏、腰膝酸软、头晕、健忘、目眩、目昏多泪、消渴、遗精等症；

龙眼肉含有多种营养物质，有健脑益智、补养心脾、安神的作用，可治失眠、健忘、惊悸等。

诸药合用，对肝肾阴虚型糖尿病合并肾病患者疗效较好。

家庭食疗方

黄芪瘦肉汤 (1500 千卡)

原料 猪瘦肉 500 克, 黄芪 50 克, 大枣 6 枚,
姜片、盐各适量。

做法 ❶ 将猪瘦肉洗净, 切片; 大枣洗净, 去核。

❷ 将除盐以外的全部材料放入瓦煲内, 加适量水, 用大火煮 20 分钟, 转小火煮
3 小时, 加盐调味即可。

功效 补肾固元, 降脂降压。对伴慢性肾炎的糖尿病患者有良好功效。

龙眼大枣鸡肉汤 (710 千卡)

原料 鸡肉 300 克, 龙眼肉 20 克, 大枣 5 枚。

做法 ❶ 将鸡肉斩块, 入沸水中焯去血水, 捞出待用; 龙眼肉、大枣洗净待用。

❷ 将所有食材放入锅中, 加入适量清水, 小火炖 1.5 小时即成。

功效 温补肝肾, 健脑安神。

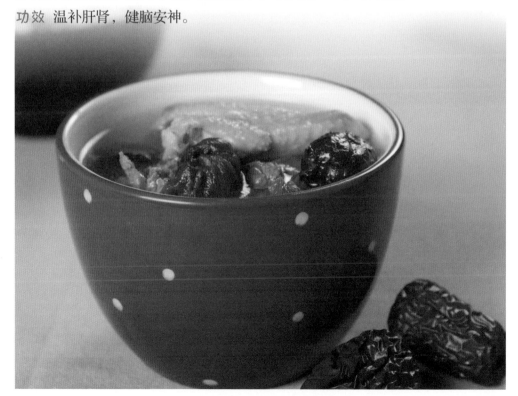